# human being
# revolution
## anti aging law of leading edge

# 身体革命

世界最先端のアンチエイジングの法則

根来秀行 ハーバード大学医学部教授
Hideyuki Negoro

角川SSC

若さを保つ最強の武器
——アンチエイジング・ホルモンを育む

## はじめに

私は現在、ハーバード大学医学部の教授として医学研究、教育、臨床などに携わっています。

ハーバード大学はアメリカ東海岸マサチューセッツ州のボストンにあり、世界大学ランキングのトップに位置する大学です。これまで7人の大統領、20人以上のノーベル賞受賞者を輩出してきました。

ボストンはイギリスからの移民によって開拓された歴史のある街で、ヨーロッパの街並みを思わせる落ち着いた雰囲気と近代的なビルが同居する、アメリカを代表する学園都市です。ボストン美術館や、ボストン・シンフォニーもあり、芸術文化面でもとても優れた環境にある一方で、レッドソックスやセルティクスなど、アメリカのプロ・スポーツをリードする街でもあります。

ハーバード大学医学部は本学の南方にあります。本部は真正面に6本の巨大な柱が立ち並び、全体が白い大理石からなる宮殿のような荘厳な建物です。周辺にはブリガム・アンド・ウィメンズ病院など、ハーバード大学医学部系列病院や世界最先端の研究所が立ち並

び、名実ともに世界を代表するメディカル・アンド・ウィメンズ病院内科は、2008年のUS newsの誌ベスト・ホスピタル・ランキングで全米一に選ばれ、とても活気に満ち溢れています。

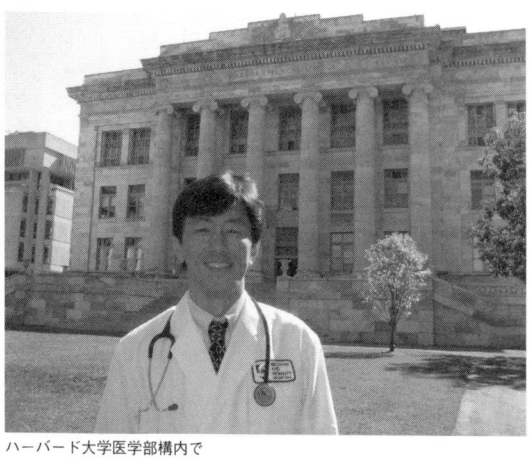
ハーバード大学医学部構内で

そんな医学部での1日は、朝の教授会議、臨床会議に始まり、午前中に臨床、研究活動、そしてパワーランチをはさみ、午後に講義、研究活動などを行います。仕事は午後5時には切り上げ、プライベートタイムを大切にする風潮があります。

外来診療は国際色豊かで、世界中からVIPの患者さんが集まります。研究室も世界一の規模を誇り、アメリカ全土から集まった優秀な研究者をはじめ、世界中から著名な学者が集まって、医学のあらゆる分野において日夜、世界最先端の研究が行われています。一方で、大学にはスポーツジ

ム専用のビルや充実した食堂が備えられ、健康面でも学生や教授陣は充実した毎日を過ごしています。

私が居を構えるのは、医学部本部のすぐそばで、朝は緑に包まれた中庭を抜け、大学へと向かいます。白衣に着替えると、仕事モードに切り替わり、臨床会議、研究、講義などを次々とこなしていきますが、とても大切にしているのはカフェ・タイムです。それは、世界中から集まった優秀なドクターたちと本音で語れる大切な時間だからです。彼らも、ゆったりとした空間で、本音でアカデミックなことを語れる時間をとても大切にします。

そこでは、分野を超えた医学者と自由気ままな話をすることができます。

実は、そういうところからこそ、思いもよらぬ新しい研究内容のひらめきが得られたりするものなのです。医学部周辺にはこのような学者たちで賑わうカフェがいくつもあります。本書もそのような、ゆったりとした環境の中で執筆を進めました。

私はこれまで日本（東京大学）とアメリカ（ハーバード大学）の医学の最前線で臨床、医学研究、医学教育に携わってきました。そんな環境に長くいたからこそ、目覚しい進歩を遂げている現代医学の素晴らしさもその限界も、目の当たりにしてこられたのです。

日々の診察、研究を通して、いくら医学が進歩しても、一番すごいのは私たち人間の体

**自体なのだ**、ということが分かってきました。

病気を治すにしても、予防するにしても、まず私たちは、自身の体と向き合い、体に備わっている本来の力を十分に引き出すことが最も大切なのです。若々しく、健康に生きるという意味においてもそれは同じです。

ところが、私たちは日々多忙のなかにあり、自分自身の体と向き合い、体のケアに割ける時間が限られているため、多くの人は自分自身の体本来の力を十分に引き出せていません。一時的には仕方がなくても、長期間にわたって体のケアを怠ると、気がついた時には著しく老化が進行することになりかねません。人の体にはいろいろな代償機構が備わっているため、ある段階までは不具合が表面化しませんが、ある一線を越えると、急に悪化し始めることが少なくないのです。

それらは、ある日突然、肌のシミ、シワ、さらにはどこかの臓器の病気となって姿を現しますが、そうなってからでは遅いとも言えます。

ただし、私たちの体の本来の機能は一般に考えられているよりずっと素晴らしいものであることも事実です。体全体を構成する細胞にまで思いをはせて、それらを大切にするような生活を始めれば、みるみるうちに体本来の機能は回復します。

若さを保つ秘訣の一つはホルモンにあります。ホルモンには数多くの種類がありますが、その中には私たちの若さを保つホルモンが存在します。それらを本書では、「アンチエイジング・ホルモン」と呼びます。

若さを保つためには、体内でアンチエイジング・ホルモンをたっぷり作り出せるような生活習慣を実践することが大切となるのです。

本書では、私がハーバード大学などでの日々の研究や診療活動に携わる中で、人間の体を全体的に見つめ直したどり着いた、若さを保つ法則を紹介します。そして、科学的な根拠やトピックについては、「ハーバードの研究現場から」というコラムでも随時フォローいたします。同時に、その拠り所となっている法則に基づいて、私たちの体本来の力を十分に引き出す方法をあますところなく伝授いたします。それらはあなたの毎日の生活の中で、今すぐにできることばかりです。

本書に書かれている内容に沿って、バランス良く生活習慣改革と意識改革を行ってください。

それは、あなたに素晴らしい身体革命をもたらします。それによって、自然と日々の生活をより健康的に、若々しく、美しく、有意義で幸せに過ごせるようになるでしょう。そ

して、近い将来、今よりぐっと若返っている自分に気づくはずです。それは将来的にあなたの健康寿命を延ばすことにもつながります。

本書が、あなたが若さを保つ生活を送るためのバイブルとなり、毎日の生活の中で常に傍らにおかれて過ごされることになれば、この上ない幸せです。

もくじ　身体革命

はじめに　2

## 第一章　"バランスと質のよい八分目の生活習慣"が若さを保つカギ　13

世界最先端の研究に基づいた若さを保つ健康術　14
理想的なアンチエイジングライフの方法を網羅　15
自らの経験から見出した若さを保つ法則の"産地直送便"　16
若さを保つ5つの法則とは？　20
細胞レベルの老化が老化現象につながる　22
生理的老化と病的老化　23
老化のカギを握るのはミトコンドリア、フリーラジカル、ホルモン、免疫系　24
細胞のエネルギー製造所、ミトコンドリア　27
体を錆びさせる　フリーラジカル　29
自分を制御するホルモン　32
自分で病気を治す力、免疫　33

【コラム】ハーバードの研究現場から❶

## 第二章　若さを保ち、美しくなる食べ方 37

若さを保つためには食生活を整える 38
カロリーリストリクションを実践する 39
インスリンを低く保つ食生活で炭水化物は後回しに 53
若さを保つ抗酸化食材を摂る。目印はカラフルな色 60
免疫力アップの食材を摂る 72
十分なビタミン、ミネラルで美肌に 78
シミ予防にはビタミンC+E 80
お肌の潤いにはビタミンA+B+E 80
肌細胞づくりにはミネラル 81
美味しくてアンチエイジングな料理レシピ 91
【コラム】ハーバードの研究現場から❷〜⓭

## 第三章　睡眠で体本来の力を引き出す 95

現代日本人の20％が睡眠不足 96
睡眠は体全体を整える 97
自分の睡眠サイクルを知り、最適な睡眠時間を設定する 98
睡眠も"老化"する 103

睡眠は7時間を目安に微調整  105

日中の適度な運動と規則正しい食事、日光浴でよいメラトニンを

就寝前のアルコールは禁物  108

トリプトファンを含む食品を摂る  116

睡眠のためのコンディションを整える  120

【コラム】ハーバードの研究現場から ⑭〜⑱  120

## 第四章　運動で増やすアンチエイジング・ホルモン

若返りと脳力アップ――運動の底力  131

筋肉をつけると、食べても太りにくい  132

日常生活で無理なく運動を  133

週3回ウォーキング（有酸素運動）を30分以上  135

週2回15分のレジスタンス・トレーニング（無酸素運動）と3時間の休息。  137

毎日の柔軟体操  139

運動の2時間前に炭水化物中心の食事  152

最大心拍数の70〜85％程度を保つ適切な運動と抗酸化食品や抗酸化サプリを補給  158

顔の筋トレで、たるみ・シワ予防  161

【コラム】ハーバードの研究現場から ⑲〜㉑

## 第五章 デトックスで悪玉を追い出す 167

デトックスとは体の解毒能力を高める概念 168

"良質の水"を1日2リットル飲む。起床時と就寝前には必ず水を摂る 170

有害物質を捕らえ、体外に出し、解毒する食品を摂る。 173

最強食材はニンニク・ネギ・タマネギ・ニラ 175

毒素を排出するのは皮脂腺の汗。有効な発汗にはぬるま湯の半身浴 178

リンパの流れを良くする「リンパ・マッサージ」の実践 183

便秘はデトックスの大敵。解消には食物繊維・水分の摂取や運動など

【コラム】ハーバードの研究現場から㉒〜㉓

## 第六章 明るく楽観的に生きる 191

ストレスは反アンチエイジング 192

フリーラジカルとコルチゾールを増加させる過剰なストレスを除去 194

時には、何事もおおざっぱにこなすスタンスが大切 196

前頭葉を活性化して感情の老化を防ぐ 198

楽しいこと、笑いはアンチエイジングの特効薬 200

耳・鼻・肌の刺激で超リラックス 203

腹式呼吸でリラクゼーション 205

## 第七章　サプリメントで若さを保つ

サプリメントとの付き合い方 218

ビタミンCの大量投与は、がん治療から美容まで幅広く応用 220

3ステップで、徐々に自分に最適なサプリを調節 221

しっかりした判断基準で最適サプリを選ぶ 222

抗酸化作用のあるサプリを上手に活用 225

シーン別にサプリメントをチョイス 228

ご存知ですか。主要サプリ成分の働き 245

【コラム】ハーバードの研究現場から㉗〜㉘

おわりに　254

参考文献　259

【コラム】ハーバードの研究現場から㉔〜㉖　217

第一章

"バランスと質のよい八分目の生活習慣"が若さを保つカギ

## 世界最先端の研究に基づいた若さを保つ健康術

ハーバード大学医学部に籍を置く世界最先端の医学研究者が実践する「若さを保つ健康術」は、いったいどんなものだと思いますか？

これがまさにシンプル。適切な睡眠・食事・運動を取り入れた規則正しい生活なのです。

「そんなの、あたりまえ！」という声が聞こえてきそうですが、実は随所に日々の研究・臨床活動の中で発見した新しい知見をきちんと解釈して取り入れ、画期的な生活を営んでいるのです。

たとえば、自分の体内でアンチエイジング・ホルモンをたくさん作り出し、体内から若返る生活方式を秘かに取り入れています。それは適切な睡眠であったり、毎朝欠かさないウォーキングや仕事の合間の週3回のジムでのトレーニングであったりします。

彼らの生活では、食事内容や食習慣、サプリの摂取まで、外界から体内に入ってくるものについてはすべて細心の注意が払われていることがわかりました。特に目を引いたのは、誰もが予想以上にふんだんに色とりどりの新鮮な有機野菜や果物を、いろいろな形で取り

入れて、自分の体を酸化させないことに主眼を置いています。

そして、どんなに優秀な教授でもアフター・ファイブはプライベートの時間を楽しみ、週末は気のおけない仲間たちと、気楽なパーティーを開いて過ごしています。さすがアメリカ人、息抜きは得意中の得意。ストレス対策も若さを保つには不可欠なのです。

### 理想的なアンチエイジングライフの方法を網羅

現代医学では、体の酸化、アンチエイジング・ホルモンの低下、そしてストレスは老化を速める大きな要因と考えられています。理想的なアンチエイジング生活という意味で、ハーバード大学の同僚医学博士の生活は、まさに理にかなっているといえます。

本書は彼らと同様に、理想的なアンチエイジング生活を送るための方法をすべて網羅しています。**本書を熟読し、その内容を実践すれば、あなたの体は日々さらされている酸化の危険から守られ、高価なアンチエイジング・ホルモンを副作用覚悟で投与しなくても、自分自身の体の中でアンチエイジング・ホルモンが作られるようになります。**さらにはストレス・フリーの生活を実現して、その結果として若返りが実感できるようになるはずで

す。

## 自らの経験から見出した若さを保つ法則の"産地直送便"

ここで、私自身の若さを保つ健康術についても少し触れておきます。

他の研究者同様、やはり質の高い睡眠・食事・運動を適切な方法でバランスよく組み合わせています。もちろん、その一つひとつに、これまでの研究成果や臨床経験によって裏付けされたエビデンス（科学的根拠）をじっくり解釈し、咀嚼したものを取り入れるように心がけています。

たとえば、睡眠のとり方。ハーバード大学で私たちの行っている研究でも、睡眠ホルモンにはさまざまなアンチエイジング作用があることが分かってきました。そこで、このアンチエイジング・ホルモンの恩恵を最大限受けられる睡眠方法を、暮らしに取り入れるようにしています。私は数か月に一度、日本と欧米を行き来する生活なので、時差にはとても悩まされますが、本書に書いた方法を取り入れることによって、時差問題も完全に解決できました。

また、最近、ハーバード大学のある研究グループが、カロリー摂取量を減らすことにより、ミトコンドリアが強化され、加齢とともに発生しうる病気を避けることができる、という研究成果を報告しました。同グループは数年前、赤ワイン中のレスベラトロールというポリフェノールの一種がアンチエイジングに有効であるという研究成果も報告し、世界中の人々の関心を集めました。

これらの最新トピックを適宜食事に取り入れることによって、健康を維持するための、質の高い食生活を実現しています。

仕上げは、オフタイムを有効に活用して、運動と趣味を充実させた生活を送っています。おかげで、私はここ数年来、医師・医学者として世界中を飛び回る、かなり多忙な日々を送っていますが、病気一つすることなく、とても健康的で活動的な日々を過ごしています。

このように、最先端の研究と臨床現場で得られた情報を巧みに日常生活に取り入れることによって、現代医学で実現可能な最善の健康術を実践することが可能となるのです。

一般的に問題となるのは、いかに優れた最先端の研究結果が発表されても、それが一般の人々の日常生活に取り入れられ、日常で実践されるまでにはかなりの時間を要するということです。私の場合は、こうした最新研究で得られたノウハウを噛み砕き、速やかに毎

日の患者診療の現場で生かすように心がけてきました。その結果、これまで診療してきた数多くの患者さんから、症状が改善しただけではなく、若々しい毎日を送れるようになった、全く病気をしなくなった、という感謝の言葉を頂いています。

本書は、そんな私自身が、最先端の医学研究と臨床活動に携わる中で見出した「若さを保つ法則」の"産地直送便"だと思って読んでください。

## アンチエイジング・ホルモンは外からではなく内で作り出す

### 【ハーバードの研究現場から❶】

最近の研究では100歳以上の長寿者には副腎から産生されるデヒドロエピアンドロステロン（DHEA）というアンチエイジング・ホルモンが高値であることが証明されました。

また、成長ホルモンというホルモンは私たちの体を若々しく保つには不可欠なアンチエイジング・ホルモンと考えられますが、これらは適切な運動、睡眠、食事を組み合わせることによって、私たち自身の体内でたくさん作り出すことができます。

さらに、良質な睡眠を促し、強力な抗酸化作用・免疫力増加作用をもつメラトニンというホルモンも、生活習慣をちょっと工夫することによって、体内での産生量を増やすことができるアン

チエイジング・ホルモンです。

アメリカをはじめとするアンチエイジング医療の現場では、これらのアンチエイジング・ホルモンを外から投与して、若返りを促そうとする治療が行われています。ただし、本書で提言する方法は、若返りを目的としてアンチエイジング・ホルモン投与を行うというようなこととは全く別の次元のことです。

確かにこれらのアンチエイジング・ホルモンはその働きのみをとってみれば、私たちの体を若々しく保つ方向に作用するかもしれませんが、そもそもホルモンというものは単独で働くのではなく、いろいろなホルモンや生理活性物質の流れの中で作用するものなのです。若返り作用があると考えられるアンチエイジング・ホルモンを補えば、一時的にそのホルモンによる若返り作用が認められるかもしれませんが、それと同時にホルモン全体のバランスは崩れてしまう可能性があります。

つまり、ホルモンは私たち自身の体内で、バランスよく産生されてこそ、そのホルモン本来の素晴らしい作用が発揮されるのです。どうやったらバランスよく、十分なアンチエイジング・ホルモンを自分の体内で作り出すことができるのか、という考え方こそが、体の内から若さを保つためには重要となります。

けっしてアンチエイジング・ホルモンがすべてというわけではありませんが、アンチエイジン

グ・ホルモンの産生が高まるような生活習慣を心がけることが、自然と私たちの体本来の力を発揮することにつながります。そして、それが私たちの健康と若さを保つことになるのです。

若さを保つ5つの法則とは？

研究の第一線にいると常に新しい発見や、とても興味深い医学情報が入ってきます。また、普段の診療現場では、患者さんたちの診察、治療を通して、人間の体について多くのことを考えさせられます。誰一人として同じ人はいないように、健康状態も病気の状態も人それぞれです。

たとえ同じ年でも人によって年の取り方が全然違うということをたびたび実感するなかで、外来に来られる患者さんの年齢と食生活、生活習慣に関する情報などをもとに、いろいろな角度から分析を試みてみました。そして、この分析結果を最新の医学研究の成果と併せて考察すると、若さを保つ上で、法則があるということが分かってきました。

〝バランスと質の良い八分目の生活習慣の実践は若さを保つ〟ということです。この骨格

となる大法則を具体的な5つの法則で示すと、次のようになります。

若さを保つ5つの法則
① 細胞を大切にすること
② 体本来の能力を十分に引き出すこと
③ 良いものを体内に取り入れ、悪いものは体内に入れないこと
④ 体内の悪いものを消し去る、あるいは、体外に追い出すこと
⑤ 明るく楽観的に生きること

まずは、この5つの法則をしっかり頭に入れてください。これらを毎日の生活の中で実践することが、若さを保つことにつながります。

本書では、この5つの法則を具体的に毎日の生活の中で応用・実践する方法を、睡眠、運動、食事、デトックス、ライフスタイル、サプリメント活用法という6つの観点に分けて余すところなく紹介します。

さて、"アンチエイジング＝若さを保つ"とは、裏を返せば、老化を進めないこととい

えます。そこで、まず、老化ということについて医学的な観点から説明していきましょう。

## 細胞レベルの老化が老化現象につながる

人体は基本単位の細胞60兆個、200種類以上で構成され、それぞれの細胞が独自の機能を果たしているのです。多くの細胞は数か月～2年の寿命で、その後は分裂してまた新しい細胞に生まれ変わります。

ところが、細胞というのは、生まれ変わるごとに少しずつ機能が衰えるのです。また、加齢とともに細胞内外から何らかの傷害を受け、分裂して生まれ変われなくなる細胞も増加していきます。そのほか、心臓の心筋細胞や脳の神経細胞のように、いったん成長するとずっと生まれ変わることがない細胞もありますが、それらの細胞も加齢とともに少しずつ細胞内外から傷害を受け、次第に衰え、数が減少していきます。

こうして加齢に伴って、細胞が本来の機能を果たせなくなったり、自然に死滅したりしてしまうのが**細胞レベルの老化**です。細胞が老化すると、結果的に体全体の老化現象につながっていくのです。

一方で人体には、細胞自身に傷害を回復する機能があり、また傷害を受けた細胞を取り除き、補う機能もあります。このような種々の細胞の機能を合わせることによって、その集合体として正常な組織がキープされているのです。ところが、加齢とともに、これらの自己修復能も低下し、やがて傷害の残る細胞の方が上回ることになって、老化現象へと導かれることになります。

## 生理的老化と病的老化

人間をはじめ、地球上の動物はすべて加齢とともに老化していきます。老化には自然現象である生理的老化と病的老化があります。生理的老化は現代医学では食い止めることはできません。

一方、病的老化は種々の病気の原因となる病的因子が、さまざまな老化メカニズムを加速させ、その結果、もたらされる老化です。生理的老化以上に細胞の老化が早まり、老化が老化を呼び、老化を加速させるという悪循環に陥ります。病的老化は外見的にも人をかなり老け込ませます。しかし、病的老化は病的因子を取り除くことによって、現代医学で

それなりにコントロール可能なのです。

老化の原因について定説はありませんが、世界中で老化に関する研究は進められており、最近では老化の原因が絞り込まれてきました。

## 老化のカギを握るのはミトコンドリア、フリーラジカル、ホルモン、免疫系

ハーバードでの最新の研究結果なども考え合わせると、ここでカギを握るのは、ミトコンドリアです。ミトコンドリアは私たちの体を構成するすべての細胞に存在し、エネルギーの産生をつかさどっているとても重要な組織です。ところが、**ミトコンドリアはエネルギーを産生する過程で、細胞や遺伝子を傷つけ体を酸化させ、老化を引き起こすフリーラジカルを同時に放出します**。つまり、ミトコンドリアは活動すればするほど、内部から有害物質を作り出してしまうのです。このように矛盾した営みを行うミトコンドリアは、自らが原因となって、加齢とともに徐々にその機能を低下させてしまいます。その生命エネルギー産生能力が加齢に伴って限界に達してくると、細胞は本来の機能を果たせなくなります。同時に、加齢に伴って、外界からのフリーラジカルなどによる攻撃や、内部での遺

伝子上の問題なども積み重なっていきます。それらが細胞の持つ力の限界を超えると、細胞自体の寿命を迎えることになるのです。

このような細胞の機能低下や減少に伴って、神経内分泌機能の低下や免疫機能の低下などが起こり、体の恒常性が保たれなくなり、臓器の異常や、全身的な老化をより進めてしまうものと考えられます。

特に、病気を患ってしまうと、それが体の一部分だとしても、そこが弱点となり、体全体のバランスを崩して病的老化が進行する恐れが高まります。そうならないためにも、体の健康状態をバランスよく保ち、弱点を作らないように心がけることはとても大切です。何かに偏らず、バランスと質の良い八分目の生活習慣を実践することが若さを保つには欠かせないのです。

遺伝的な要因については現代医学ではコントロールできません。そこで、老化原因から考えて、若さを保つために、今すぐ私たちにできることを3つにまとめてみます。

1. ミトコンドリアを大切にする
2. フリーラジカルで細胞が酸化されることを防ぐ

## 3. ホルモン・免疫系などの生体機能の低下を防ぐ

ミトコンドリアを大切にするということは、全身の細胞に思いをはせて、細胞に過剰な負荷をかけない生活習慣を実践するということ。つまり先の若さを保つ5つの法則における細胞を大切にするということにつながります。

また、フリーラジカルで細胞が酸化されることを防ぐためには、体内に発生するフリーラジカルと戦うために、体に良いもの（抗酸化物質）を食事やサプリメントという形で体内に取り入れることが大切です。さらに、体に悪いもの（フリーラジカルやその発生要因）をできる限り体内に入れず、入ってしまったら体内から追い出す。つまり、**若さを保つ5つの法則の良いものを体内に取り入れ、悪いものは体内に入れないことと体内の悪いものを消し去る、あるいは、体外へ追い出すことを意味します。**

ホルモン・免疫系などの生体機能の低下を防ぐためには、睡眠、食事、運動などの生活習慣を身につけることが大切です。そのことにより、若さを保つ5つの法則の体本来の能力を十分に引き出すことができるのです。

そうするには、具体的にどうすればいいのか、ということが最も知りたいところでしょ

うが、それについては後章でじっくりとご紹介します。ここでは、まず、老化のカギを握る、ミトコンドリア、フリーラジカル、ホルモン、免疫系について詳述していきましょう。これらをしっかり理解することが、あなたの健康と若さを保つ生活の土台となります。

細胞のエネルギー製造所、ミトコンドリア

ミトコンドリアとは、人や動物のすべての細胞の中でエネルギーを作り出す、とても重要な細胞内小器官です。いってみれば、細胞内のエネルギー製造所です。

ミトコンドリアは各細胞の中に数百個存在します。このミトコンドリアが老化、アンチエイジングを考えるにあたって、とても大切なポイントになります。

ミトコンドリアは私たちが呼吸で吸った酸素を、食べ物から取り出された水素と反応させて、その際に発生するエネルギーを使って、**ATP（アデノシン三リン酸）**という物質を合成します。ATPは私たちの体のエネルギー通貨のようなもので、私たちが運動して筋肉を使う時、体の神経細胞が興奮する時、内臓で代謝を行う時などにエネルギーとして消費されます。ただし、ATPはお金のように細胞内に貯めておくことはできません。そ

こで、ミトコンドリアは常にATPの必要量に応じ、水素や酸素の反応速度を調節してエネルギーとなるATPを産生します。

一方で、このミトコンドリアからは自然の営みの中で、活性酸素、つまりフリーラジカルが発生します。このフリーラジカルは、何とミトコンドリア自身をも攻撃してしまうのです。年を重ねると、ミトコンドリアから産生されるフリーラジカルが増加し、そのフリーラジカルは同じ細胞だけでなく、周辺の細胞へと行きわたり、細胞機能全体に悪影響を及ぼすことになります。まさに悪循環です。

そして、ついに耐え切れなくなった細胞は死んでしまい、脱落してしまいます。こうして徐々に細胞が脱落することが老化の原因と

■図1／ミトコンドリア機能説

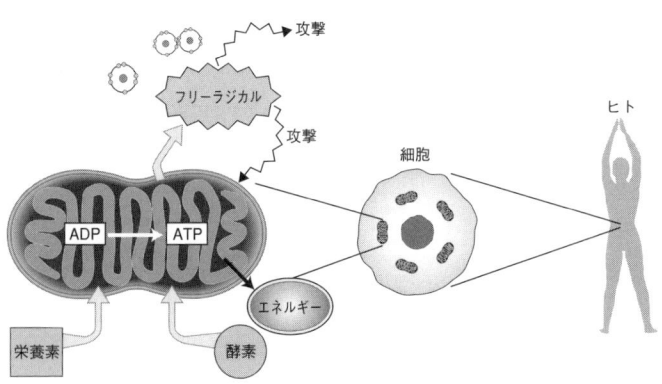

ミトコンドリアは、体外から取り入れた栄養素を酸化させることによってできるエネルギーにより、ADPにリン酸を付け加えてより高いエネルギー量をもつATPをつくる。

なのです。これが最近ハーバード大学でも老化原因として有力視されている「ミトコンドリア機能説」の概要です。したがって、私たちの体を作っている細胞すべてに、そして、その中に存在するミトコンドリアにまで思いをはせて、**細胞を大切にすることが、若さを保つ法則**といえるのです。

逆に言うと、過激な運動を続けたり、過食を続けたりすることは、大量のエネルギーを必要とするため、ミトコンドリアをフルに稼働させることになってしまいます。その分、同時に大量のフリーラジカルも産生され、体を老化させる方向に向かわせてしまうわけです。運動のし過ぎは体に悪いとか、食事は腹八分目が体には良い、といわれるのはこのためなのです。

カラダを錆びさせる　フリーラジカル

フリーラジカルとは、老化の引き金となる体の酸化（さび）を引き起こす犯人なのです。酸化反応はある種の原子や分子によって引き起こされますが、酸化反応を引き起こす原子や分子のことをフリーラジカルと呼びます。

フリーラジカルは細胞の表面を囲む細胞膜を攻撃し、細胞膜の主成分である脂質を酸化します。同時にアラキドン酸という物質を作り出し、これに続いて多くの炎症性物質が産生され、さらなるフリーラジカルが細胞内で発生する悪循環に陥ります。細胞内外での酸化は細胞の機能を損なうことになり、それが積み重なると老化をもたらします。

●お肌のシワ、シミ、加齢臭の原因はフリーラジカル

たとえば、お肌のシワ。これはフリーラジカルが原因です。紫外線は皮膚を通過し、皮膚細胞内の水分、過酸化水素などを刺激することにより、フリーラジカルを発生させます。このフリーラジカルは肌の細胞で炎症性物質を産生するとともに、コラゲナーゼというコラーゲン分解酵素をも生み出してしまいます。コラゲナーゼは肌の弾力を保っているコラーゲンを破壊し、コラ

■図2／フリーラジカルの健康への悪影響

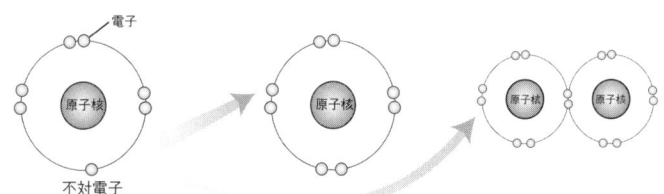

①のフリーラジカルは電子が対になっていない（不対電子）。
このため、非常に不安定な状態で、周辺にある安定した原子や分子から電子を奪い取り、安定した状態になろうとする。それによって、電子を奪い取られた周辺の原子・分子はさらに周辺の原子・分子から電子を奪い取り、次々と連鎖反応が起こる。

それが蓄積すると肌は弾力を失い、シワとなってしまうことになります。

さらに、細胞内のリソソームの膜の不飽和脂肪酸がフリーラジカルによって酸化されてやがて老化色素と呼ばれるリポフスチンとなります。リポフスチンが皮膚に蓄積するとシミになると考えられています。また、リポフスチンが脳に沈着するとアルツハイマー病の原因になるとも考えられています。さらに、パルミトオレイン酸という皮脂に含まれる成分がフリーラジカルによって酸化した物質は加齢臭の原因になります。

●動脈硬化もがんもフリーラジカルの仕業

血管細胞もフリーラジカルによって傷つきます。加齢とともに全身の血管が徐々に傷つき、それとともに生み出される酸化された不飽和脂肪酸が血管内皮細胞を攻撃し、動脈硬化が進行します。これが全身で起こると、高血圧や脳血管障害、心血管系障害などの病気を引き起こすことにつながるのです。

また、ある臓器の細胞がフリーラジカルによって攻撃され、その細胞のDNAが酸化され障害を受けて異型細胞へと変貌してしまうと、がんの始まりともなります。

フリーラジカルやその発生要因は私たちの健康と若さにとっての最大の敵であり、体に非常に悪いものといえます。

体を制御するホルモン

 ホルモンは体の営みに不可欠な物質であり、若さを保つ点でも鍵を握る物質です。その作用はそれぞれのホルモンにより異なり、多岐にわたりますが、加齢に伴って、アンチエイジング・ホルモンだけでなく、いろいろなホルモンの産生が減少していきます。このため、ホルモンのバランスが崩れて、種々の機能が損なわれることになり、老化を引き起こすきっかけとなります。

 一方で、ホルモン産生は私たちの毎日の生活の内容（睡眠、食事、運動など）に大きな影響を受けます。つまり、私たちの体が本来持つ機能を最大限に引き出す生活を実践すれば、若さを保つのに必要なアンチエイジング・ホルモンは体内でたっぷり作られ、毎日を健康的に、若々しく生きられるようになるのです。

 最近、アンチエイジング療法の一つとして、高価なホルモン補充療法というものがありますが、そもそもアンチエイジングに必要なホルモンは私たちの体内で作ることができるものなのです。それを利用しない手はありません。

## 自分で病気を治す力、免疫

免疫とは、病原体などの異物を認識し排除する防衛機能を指します。つまり、人間が本来持っている、自分で病気を治す力のことです。

人それぞれに備わっている免疫力は、みなさんが想像している以上に強く、素晴らしいものです。ところが、誤った生活習慣やストレスが蓄積すると、その力を十分に発揮することができなくなり、それどころか免疫力が徐々に低下していきます。

● アトピーや花粉症、がんは免疫機能の低下が原因

■図3／免疫細胞

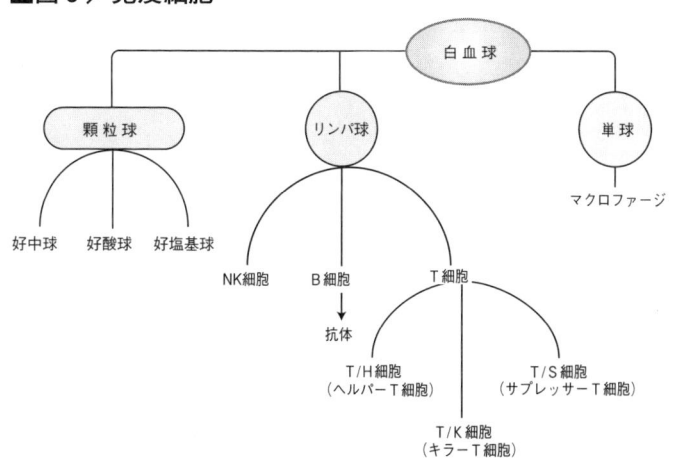

```
                    白血球
         ┌────────────┼────────────┐
       顆粒球        リンパ球         単球
    ┌───┼───┐     ┌───┼───┐
  好中球 好酸球 好塩基球  NK細胞 B細胞 T細胞      マクロファージ
                          │    ┌──┼──┐
                         抗体  T/H細胞 T/K細胞 T/S細胞
                             (ヘルパーT細胞)(キラーT細胞)(サプレッサーT細胞)
```

免疫を担当するのは私たちの体内で作られる免疫細胞です。私たちの体はいつもさまざまな病原体や異物と戦っています。その免疫システムはとても合理的で緻密にできています。免疫細胞の主なものは白血球であり、白血球は単球（マクロファージなど）、リンパ球（T細胞、B細胞、NK細胞）、顆粒球から構成されています。**このうち毎日100億個もの免疫細胞が入れ替わっているのです。免疫細胞は私たちの体を作る約60兆個の細胞のうち、約2兆個も占めます。**想像するだけでも神秘的ですよね。

問題は加齢とともに免疫細胞の機能が低下していくということです。その主な原因は、リンパ球のうちT細胞を産生する胸腺が加齢とともにどんどん委縮し、リンパ球を多く含む脾臓も萎縮してしまうことにあります。また、T細胞の補充はほとんど新生児期に限られていて、その後補充が低下していきます。NK細胞の活性化も15歳前後をピークに加齢とともに減少していくと考えられています。

さらに、人は年をとるごとにさまざまなストレスにさらされ、それが次第に自律神経系へと影響を与えます。そして、自律神経系の崩れは免疫系機能の低下につながります。これらの免疫系機能の低下に伴って、年とともに感染しやすくなり、以前は現れなかったアレルギー反応も現れやすくなります。ある年代で突然花粉症になったり、アトピーになっ

34

たりするのもこのためです。

　また、がんについてもふだんは免疫細胞によって監視され、発生したがん細胞はNK細胞を中心とした免疫系が働いて摘み取ってしまうのですが、加齢とともに免疫機能が低下してしまうと、結果的に発がんに至ってしまう可能性が高くなるのです。年齢とともにがんになる可能性が増えるのはこのためなのです。

　このように、免疫はアンチエイジングから生活習慣病まで、さまざまな病気の鍵を握っている重要な生体機能ですが、加齢とともに免疫機能は次第に低下してしまいます。

## 第二章

## 若さを保ち、美しくなる食べ方

## 若さを保つためには食生活を整える

若さを保つ法則を日常生活で実践するにあたって、最重要といっても過言ではないのが食生活です。なぜなら、私たちの体は日々新陳代謝によって少しずつ生まれ変わっていますが、その元になるのが食べ物だからです。食べ物の成分は胃腸で吸収され、血液に乗って全身の細胞に届けられます。全身を若々しく保つには、全身の細胞を若々しく保てるような食生活が大切です。それには、体に良い成分を含んだ食材を、適切な形で口にすることが重要になります。

ハーバード大学などの最新研究に基づいて、食に関してアンチエイジングの世界で注目されている方法に、カロリーリストリクションというものがあります。若さを保つ方法として、最近非常に重要な位置を占めるようになってきています。カロリーリストリクションとは、タンパク質、炭水化物、脂質、ビタミン、ミネラルをはじめ、私たちの体に必要不可欠な栄養分はバランスよく十分に網羅した上で、毎日の総摂取カロリーを一般的な標準摂取カロリーの7割程度に制限する方法です。

この章では、米国で一九九四年よりスタートしているカロリーリストリクション・ソサイアティが推奨している方法や、ハーバード大学での研究成果などに基づいて、カロリーリストリクション実践法のポイントをご紹介しつつ、若さを保ち、美しくなる食習慣について検証していきます(詳しくは、コラム「ハーバードの研究現場から」もご覧ください)。

若さと美しさを保つ食習慣5つの法則
① カロリーリストリクションを実践する
② インスリンを低く保ち、炭水化物は低GIと後回し摂取を
③ 若さを保つ抗酸化食材を摂る。目印はカラフルな色
④ 免疫力アップの食材を摂る
⑤ 十分なビタミン・ミネラルで美肌に

カロリーリストリクションを実践する

まず、カロリーリストリクションの、基本の考え方は、**いきなり総摂取カロリーを減ら**

してはいけないということです。はじめは焦ることなく、自分の毎日の食生活を見直すことから始めます。今まで摂っていた食事内容を見直し、カロリーが高く栄養価の低い食材を、カロリーがより低く、かつ栄養価の高い食材に切り替えることから始めるのです。本書で推奨する必要不可欠な栄養素（タンパク質、炭水化物、脂質、ビタミン、ミネラルなど）が不足していると思われる方は、それらが理想的な範囲になる食生活に改善しましょう。

例えば、カロリーが高く、かつ栄養価の低い砂糖、精白小麦粉、白米の摂取をできるだけ減らし、その分のカロリーを野菜、果物、全粒粉、玄米などで摂るように切り替えていきます。また、タンパク質に関しては、種々のアミノ酸を十分に網羅した良質のタンパク質を摂るように心がけます。そういう意味では動物性タンパク質は良いのですが、反面、動物性タンパク質には飽和性脂肪酸など、体に良くない成分が多く含まれます。よって、植物性タンパク質を中心にうまく組み合わせて、必要なアミノ酸を網羅して摂取することが推奨されます（動物性タンパク質15％、植物性タンパク質85％が理想）。

この他、脂肪酸は［n－6系脂肪酸（リノール酸、アラキドン酸など）／n－3系脂肪酸（α－リノレン酸、EPA、DHAなど）＝4］くらいの比率で摂るようにバランスを

整えます。

また、ビタミン、ミネラルを十分に摂取できる食材をうまく取り入れます。大切なことは、必要な栄養素をすべて網羅していて、危険な食材を摂っていないかをしっかり確認することです。そして、食習慣についても理想的なパターンを理解吸収し、実践しましょう（詳しくは、「ハーバードの研究現場から4」を参照してください）。

ただし、こうした食事の制限がストレスやプレッシャーになってしまってはもともこもありません。そのようなタイプの方は、あまり厳密に考えすぎず、オーバーしたカロリーの分は運動で消費してとりもどす、というスタンスでも十分有効であるということを覚えておいてください（運動については第四章を参照してください）。

本格的なカロリーリストリクションに移行すると決めた場合は、カロリーリストリクション開始前に、医師にベースラインとなる採血を依頼することをお勧めします。これは、カロリーリストリクションを開始した後、どのような変化があなたの体にもたらされたか、判断する基準とするためです。

そして、カロリーリストリクションの開始です。**大切なことは、体重を急激に落とさないように、徐々にカロリーを落とすことです。急激な体重減少は健康に良くないというこ**

とはすでに**研究でも確認されています**。軌道に乗るまでは、適宜専門医の意見を聞きながら、カロリーリストリクションを行いましょう。

いったんカロリーリストリクションを開始したら、しっかり自分の体をモニターする必要がありますが、それは特別難しいことではありません。

自宅でできることは、体重測定、体温測定、安静時脈拍測定です。毎日決まった時間に、同じ条件の下で測定するのが望ましいです。病院では、簡単な血液検査（血球系、電解質、腎臓系、肝機能系、脂質系、血糖値など）を適宜チェックすることが勧められます。推移を観察するため、半年〜1年に1度くらい行うといいでしょう。さらに細かく診るなら、甲状腺系、副腎皮質系（DHEAなど）、インスリン様成長因子他、老化度を反映するマーカーの血液検査を専門医に依頼し、検討してもらうといいでしょう。それによって、各人に最適なカロリーリストリクションを確立するのです。この考え方は、テーラーメイドメディスンと呼ばれる、未来の理想的な医学のあり方にもつながるものです。

# カロリーリストリクションは長寿遺伝子をONにする

## 【ハーバードの研究現場から❷】

カロリーリストリクションが実践されるきっかけとなったのは、アカゲザル、ラット、ショウジョウバエ、ミジンコなどのいくつかの動物種を用いた医学研究です。これらの動物種でカロリーリストリクションを行うことによって、サーチュインという酵素が活性化し、遺伝子保護、細胞寿命延長作用がおこり、大幅に寿命が延びることが判明したのです。

これらの研究成果をもとに、最近アメリカでは有志の人の集団で厳密な食事管理、カロリーリストリクションを行い、寿命との関係を見るという大規模な研究が順調に進行しています。人での総合的な結果が出るのはまだ先のことですが、人間以外の動物種では、カロリーリストリクションによって、すでに寿命延長効果が得られており、人間でも良い効果が期待されます。

最新の研究ではカロリーリストリクションはアディポネクチンというアンチエイジング・ホルモンを増加させ、メタボリックシンドロームを抑えることも分かってきています。

私も会食などで外食が続いた時などに栄養バランスを考えた上でのカロリーリストリクションを実践しますが、それによって徐々に体調が改善することが実感できます。私の診療現場に受診される方にも、この方法を応用していただき、とても良い結果を得ることができています。

たとえば、実践前はメタボリックシンドロームの診断基準内に入ってしまっていた方が、正し

いカロリーリストリクションの実施後5か月程度で完全に正常の範囲まで改善した、という症例が何例もありました。また、正しいカロリーリストリクションの実践によって、体形もスリムになり、見た目も若さを取り戻したのです。その理由は、ただ漫然とカロリーを制限するのではなく、質を保ちながらの正しいカロリーリストリクションを行ったことによって、ホルモンバランスをはじめとした全身状態が改善されたためだと考えられます。

私の診療の場では、旬の野菜500gと果物300gを1日に摂ることを骨格として、タンパク質は、大豆類や魚介類を中心に摂るメニューを勧めています。摂取カロリーはその人の年齢、体格や生活形態によって異なりますが、標準摂取カロリーを計算して、その70～80％を1日の総カロリーとして設定します。そして、カロリーオーバーの分は運動で補う形で、トータルでバランスのとれたカロリーリストリクションを実現していただきます。

●少量の赤ワインは長寿遺伝子をONにする

若さを保つという意味では、アルコール類はできるだけ控えていただいていますが、少量の赤ワインの摂取はお勧めしています。その理由は、最近のハーバード大学での研究で、赤ワインに含まれるレスベラトロールという物質が、Sir2遺伝子と呼ばれる長寿遺伝子を活性化するということが判明したからです。興味深いことに、カロリーリストリクションを行ってもSir2遺伝子が活性化されて寿命が延びることが分かっていますが、レスベラトロールが寿命を延ば

すメカニズムは、このカロリーリストリクションが寿命を延ばすメカニズムと類似しているのです。つまり、少量の赤ワイン摂取は、擬似的なカロリーリストリクション状態を作り出し、長寿遺伝子に働きかける、というわけです。

近い将来、レスベラトロールを応用して、カロリーリストリクションを行わずして長寿遺伝子をONにし、寿命を延ばす方法ができ上がるかもしれません。

●カロリーリストリクションは細胞を大切にする

カロリーリストリクションを適切に実践すると、細胞内のエネルギー製造所であるミトコンドリアにおいて、通常よりもより少ない栄養分から効率的にエネルギーを作れるようになります。つまりミトコンドリアを大切に使うため、私たちの体の酸化の主な原因となるフリーラジカルの産生量を減少させて、全身の細胞を大切にすることにつながるのです（ミトコンドリア、フリーラジカルについては、第一章の解説を参照してください）。

最近の研究によると、適度でバランスの良いカロリーリストリクションは、フリーラジカル除去機能や、フリーラジカルによる障害修復機能自体をも高めることが分かってきています。それらの結果として、老化の速度が抑えられると考えられるわけです。

その他、カロリーリストリクションが若さを保つことに有用な理由は、摂取カロリーが減少することにより、細胞内で遺伝子レベルの反応が起こり、それが主要な細胞機能を保つ方向に作用

するということにもあります。その結果として、全身の細胞が加齢に伴って起こる老化現象を起こすことを抑えこむのではないか、と推測されています。

さらに、ハーバード大学医学部の私の同僚であるデビッド・シンクレア准教授のごく最近の研究結果によると、人の細胞を用いた研究によって、細胞に必要な栄養分をキープした上で、カロリーリストリクションのみを行うと、すべての細胞でエネルギー製造所として働くミトコンドリアの中で連鎖反応が始まり、ニコチンアミドアデニンジヌクレオチド（NAD）というコエンザイム（補酵素）が増強される事実が確認されました。

この補酵素はさらに長寿遺伝子と考えられているSir遺伝子ファミリーであるSIRT3、SIRT4という2つの遺伝子から作られる酵素を活性化し、それらがミトコンドリアのエネルギー産生を上昇させ、細胞の老化を遅らせることになるというのです。これによって、私たちの体の細胞で加齢とともに起こるようにプログラムされている自然の細胞死（アポトーシス）が、大幅に減少するということも分かりました。

また、私の知り合いである、マサチューセッツ工科大学のガレンテ教授らの蝉虫を用いた最近の研究では、PHA-4という蛋白をコードする遺伝子が、カロリーリストリクションによる寿命延長に関与することが判明しました。そして、この遺伝子はヒトにも存在することが分かっています。

このように、カロリーリストリクションが長寿遺伝子をONにして、細胞のエネルギー製造所であるミトコンドリアを強化するなどの働きを示し、アンチエイジングに働くと考えられるのです。今後、まだまだ解明すべき点は沢山ありますが、これらはどれもカロリーリストリクションの有効性を裏付ける素晴らしい研究結果です。

## カロリーリストリクション効果と長寿者には共通点がある

【ハーバードの研究現場から❸】

最新の研究結果をまとめると、カロリーリストリクションの継続によって、血中DHEA（デヒドロエピアンドロステロン）濃度上昇、低体温、血中インスリン濃度低下という現象が起きるということも分かりつつあります。

興味深い研究結果として、ハーバード大学のあるボストンより南に位置するボルティモアで行われた、65歳以上の住民に対する健康調査の結果があります。この研究では700人以上の男性について、25年もの間追跡調査が行われ、その血液検査のデータの解析により、長寿の指標となる3つの共通点が判明しました。

その長寿の人々の共通点とは❶血中DHEA濃度が高い❷低体温である❸血中のインスリン値が低い、ということだったのです。これらの長寿者の共通点は、まさにカロリーリストリクション

によって私たちの体にもたらされうる変化と一致しています。ただし、これらの長寿者が皆カロリーリストリクション的な生活を実践していたというわけではないため、今後、より研究の余地はありますが、少なくとも、適切なカロリーリストリクションを行うと、長寿者と同様の特徴が私たちの体にもたらされるということは分かったわけです。

では、これらの3つの共通点をどのように解釈したらいいのでしょうか？

まず、1つ目のDHEAとは、私たちの体内の副腎という臓器から分泌される、性ステロイドホルモンです。DHEAは生体内環境因子として、加齢とともに変動することが知られています。人において、DHEAは思春期前の段階では非常に低値ですが、思春期ごろから著しくに増加傾向を示し、20歳前後にピークとなり、その後、加齢とともに低下していきます。DHEAには免疫活性化作用、抗動脈硬化作用、抗肥満作用、抗骨粗鬆症作用、抗糖尿病作用、抗腫瘍作用などがあることが判明しており、素晴らしいアンチエイジング・ホルモンと考えることができます。

私たちの体では、このDHEAをもとにして、テストステロン、エストロゲン、プロゲステロンなどを含む各種の重要な性ホルモンや、コルチコステロンなど、50種類以上のホルモンが産生されることが分かっています。このことからも、DHEAがいかに重要なホルモンかということがお分かり頂けるかと思います。

通常、このDHEAは80歳になると、20歳の時の10-20%程度にまで減少してしまうのですが、長寿者では高齢になっても、その値が高く保たれているのが特

48

徴というわけです。

アメリカではDHEAを体内投与する抗加齢治療も盛んに行われており、それなりの効果が得られつつあり、DHEAはサプリメントとして市販もされています。

ただし、アンチエイジング・ホルモンを補えば、一時的に良い効果が認められても、同時に体内のホルモン全体のバランスは崩れてしまう可能性があります。ですから、人為的にアンチエイジング・ホルモンを補うのではなく、日常生活の習慣を調節し、私たちの体本来の能力を十分に引き出すことによってアンチエイジング・ホルモンの産生を促すべきなのです。そういう意味でも、適切なカロリーリストリクションによって、アンチエイジング・ホルモンであるDHEA濃度を高めることは理想的なのです。

2つ目のカロリーリストリクションによって起こる低体温傾向については、アメリカのいくつかの研究施設での研究結果として、低体温マウスや、低体温のサルで寿命が延びることが確認されています。

たとえば、アメリカのサンディエゴにあるスクリップス研究所でのバートファイ博士らによる最近の研究において、体温が通常のマウスより0.3〜0.5℃ほど低くなるように遺伝子操作されたマウスでは、オスで12％、メスで20％寿命が延長したことが確認されました。この場合、遺伝子操作で低体温になったことによって、カロリー消費が減り、フリーラジカルの産生も減って、細胞

障害が減少したのが寿命延長の理由と考えることができます。まだ研究例が少ないので今後のより深い研究が望まれるところですが、低体温は全身の細胞やミトコンドリアを大切に使うことにつながり、寿命を延ばすことにつながるようです。

ただし、体温の低下は免疫力の低下を引き起こすということも事実です。健常な人の体温は36・5〜37℃とされており、人の体温が1℃下がると、免疫力は3割以上低下するとも言われています。逆に、体温が1℃上がると、免疫力が約5倍程度アップするとも言われています。これらの事実は一見、低体温が長寿である、という結果と矛盾するようにも思われますが、研究が進めば、これらをどう解釈するべきか、新たな見解が出てくるものと考えられます。実際、ハーバード大学でも日夜この領域の研究が行われています。その結果が出るまでは、適度なカロリーリストリクションと体温調整を行い、全身のバランスを整える日常生活を送ることが一番でしょう。

3つ目の血中インスリンが低いということは、血糖値を下げる作用のあるインスリンを適正にコントロールしているということです。これがなぜいいかというと、インスリン自体が老化を進めてしまうホルモンでもあるからなのです。

インスリンは唯一血糖を下げるホルモンではあるものの、血中に高濃度で保たれていると、全身の老化を招いてしまうのです。

最近、ハーバード大学医学部ジョスリン糖尿病センターのブラックウェル博士はとても興味深

い研究成果を発表しました。それはインスリン値のコントロールと寿命に関する研究です。この研究は最先端の寿命研究に良く用いられる線虫（寿命が平均3週間と短いため、寿命を見る研究ではよく利用される虫）を用いたものですが、線虫のインスリン値を低く保つようにすると、SKN-1と呼ばれる遺伝子制御タンパクのレベルが有意に上昇しました。そして、このタンパクがフリーラジカルを制御することによって、結果的に線虫の寿命は通常の1.5倍にも延びたのです。

まだこれは基礎実験段階のデータですが、インスリンとフリーラジカル、遺伝子制御、そして若さを保つということを結びつけ、近い将来のアンチエイジング研究に希望を与えるとても興味深い研究結果といえます。

同博士も、インスリンを適正な範囲にコントロールすることがこれからのアンチエイジング治療の基礎となるかもしれない、と述べています。ちなみに、アメリカアンチエイジング学会の基準では、空腹時のインスリンの値は10（μU/ml）以下が理想と考えられています

## "よく噛んで食べる" はいいことずくめ
### 【ハーバードの研究現場から❹】

若さを保つ法則を食事で実践するには、食事内容だけではなく、食習慣も重要な意味を持って

きます。

基本的なスタンスは、栄養バランスの良い食事を1日3食、規則正しく摂り、各食事はゆっくりと時間をかけて、順番を考えて食べることです。総カロリーは控えめで、適切なカロリーリストリクションを推奨します。寝る前の2時間くらいは食べることを控えるのも大切です。

噛む回数の目標としては、1口につき最低30回くらい噛むことをお勧めします。噛むという行為によって唾液の分泌が盛んになり、より細かく噛み砕かれたものが唾液と混ざりあうことによって、食べた物の消化が数段良くなります。

そして、よく噛む方は食べるのに時間を要するため、その間に血糖値が上昇し、早く満腹中枢が満たされることになります。

さらに、食べ始めて20～30分後から、レプチンというホルモンが全身の脂肪細胞から分泌されます。レプチンはお腹が一杯になったことを脳に伝える大切なホルモンですが、これが脳に伝わると、脳の視床下部にある満腹中枢を刺激し、食べるのを止めてエネルギー消費のプロセスに移るように指令を出すのです。ゆっくり噛んで食べることで、このレプチンの分泌が促され、全身の基礎代謝も上昇します。

また、よく噛むことによって脳下垂体から食欲を抑制するヒスタミンの分泌が増加し、結果的に総カロリー摂取量も抑えられます。唾液中にあるペルオキシターゼという酵素が、食べ物中に

含まれる発がん物質の毒性を低下させるという報告もあります。さらに、よく噛むことにより、食後2時間後に十二指腸からコレシストキニンという物質が分泌されます。このコレシストキニンにはいろいろな作用があり、たとえば、記憶や学習にかかわる海馬に働きかけるため、脳の活性化に役立つことになります。

さらに、コレシストキニンは脳内においてドーパミン作用を抑える働きがあり、不安を減少させ精神を安定させる作用もあるのです。そして、噛むという運動自体が脳に刺激を与え、セロトニンという神経伝達物質の分泌が増加します。セロトニンには気持ちをリラックスさせることによって、ストレスを解消する効果があります。よく噛んで、ゆったりと食事をすることは精神面でもとても良い傾向をもたらします。

また、よく噛むことで、様々な体のメカニズムが働くため、自然に食事の量が腹八分目くらいに抑えられます。自然にカロリーリストリクションになり、細胞の無駄な生命エネルギー消費を抑え、体全体の若さを保つことにもつながるわけです。よく噛んでゆっくり食べるという行為は私たちの体にとって良いことずくめなのです。

インスリンを低く保つ食生活で炭水化物は後回しに

さて、カロリーリストリクションにおいても、長寿者においてもインスリン低下が認められることが分かり、インスリンのコントロールは、アンチエイジング的にも注目を集めています（インスリンの低下の効用については「ハーバードの研究現場から❺」をご参照ください）。

インスリンの特性を、若さを保つという観点から考えると、血中のインスリン値が急激に上昇してしまうような状況を避け、できるだけ適度な範囲に保つことが大切ということになります。そのためにはカロリーリストリクションを取り入れることがとても有意義ですが、その他、血糖値を急激に上げない食べ方・食習慣が理想的ということも重要なのです。健康な食事で重要なのは、何を食べるかと同時に、どのように食べるか、どういうタイミングで食べるか、何から食べるか、などの食習慣も重要で、若さを保つためにも不可欠です。

では、どのような食習慣がインスリンを適正なレベルに保つのに最適なのでしょうか？そのポイントをまとめてみます。

① 適切なカロリーリストリクションを行う

② 朝食、昼食、夕食の3食を規則正しく摂る
③ 毎食、よく噛んでゆっくり食べる
④ 血糖値を急に上げない食材を取り入れる
⑤ 間食や、ビールなどのアルコール類はなるべく控える

●炭水化物は低GIと後回し摂取を

3食を規則正しく摂って空腹時間を長くしすぎないことは、急な血糖値の上昇を防ぎ、インスリンの急激な上昇と浪費を防ぎます。また毎食ゆっくり噛んで食べることもインスリンの急激な上昇を防ぐ手助けとなります。このような正しい食習慣の中で、バランスのいい食材を食べ、適切なカロリーリストリクションを行うことが、インスリンを適正な範囲におさめるためには大切といえます。

炭水化物は、私たちの健康維持のために、大切な栄養素のひとつですが、その摂り方にはポイントがあります。それは、グリセミック指数の低い食材と調理方法を選ぶということです。

グリセミック指数（GI）とはある食品を食べた時に、血糖値がどれだけ早く上昇す

かを、ブドウ糖を100とした数値にて比較する指数です。

つまり、高GI食品は炭水化物が豊富で、それが短時間で吸収され血液中に移行しやすい形態をとっている食品といえます。**GI値が高い食品ほど、食べた後より急激に血糖値が上昇しやすい**と考えられます。そうすると、唯一血糖を下げる方向に働くインスリンというホルモンが急激にたくさん分泌されることになります。インスリンは過剰な糖分を脂肪に変えてしまうため、肥満の原因となります（この原理を逆手にとってGI値の低い食品を摂取しようというのが、一時期大ヒットした低インスリン・ダイエットです）。

また、インスリンによって通常血糖値は速やかに下がるのですが、インスリン自体は一度分泌されてしまうとすぐには下がりません。すると、体の反応として、インスリンに対して抵抗するようなメカニズムが働きます。こうしたことが繰り返されると、次第にインスリン抵抗性の体に体質が変わってしまいます。これが糖尿病の前段階なのです。

また、インスリン自体が老化を進めるホルモンでもあるため、GIの高い食品を多く摂りすぎることは結果的に若さを保つことに逆行することになります。

したがって、**健康的で、若さを保つ炭水化物の摂り方は、食物繊維を多く含有した低GIの炭水化物食品を摂る**ことなのです。低GIの炭水化物食品は炭水化物以外のミネラル

や食物繊維などの栄養素が豊富に含まれた健康食品であるといえます。

ちなみに、高GI（70以上）の食品はマッシュドポテト、クッキー、キャンディー、白米、トウモロコシ、精白粉製パスタやパン、ソフトドリンク、精白糖などが挙げられます。**低GI（55以下）の食品は、玄米、そば粉、豆類、果物類、全粒粉製パン**などが挙げられます。

炭水化物を悪者にしないためには、急激に血糖値が上昇することを防ぐために、食べる順番を考えることが重要です。

具体的には、**まず野菜や海藻類を食べ、次に肉や魚などのタンパク質を摂り、最後にご飯、パン、麺類などの炭水化物を摂る**のです。

同じ量を食べても、炭水化物を後回しにすれば、血糖値の急な上昇を防ぎ、インスリンの急な分泌も防げます。

## "インスリンが低下する"ことの意味とは？
### 【ハーバードの研究現場から❺】

人の体には、いろいろなホルモンがあり、さまざまな役割を果たしていますが、インスリンと

は糖分を細胞の中に入れ、脂肪を作って血糖値を下げるホルモンなのです。

私たちの体内には血糖値を上げるホルモンは数種類ありますが、血糖値を下げるホルモンは、インスリンしかないのです。これは、人類が歴史的に、常に飢餓との闘いの中に置かれていたという事実を反映しています。つまり、血糖値を上げて飢餓を乗り越えようとして働くホルモンはたくさん遺伝子に組み込まれてきましたが、血糖値を下げる必要はなかったところが、今は飽食の時代です。昨今、食の危機が叫ばれ、その状況が変わりつつあるものの、今の日本では、まだまだ、誰もがお腹いっぱい食べられる状況です。このような時代だからこそ、私たちの体内では唯一血糖値を下げる作用のあるインスリンを適正にコントロールすることが難しい時代になっているのです。

血糖値の高い状態が続くと、常にインスリンが分泌される状態になり、脂肪が過剰に蓄積されます。結果的にインスリンの効果が低下し、糖尿病や動脈硬化などのいわゆる生活習慣病を引き起こすのです。最近話題のメタボリックシンドロームはまさにこれらの疾患の予備軍ともいえます。

糖尿病は全身の血管が蝕まれ、時として致命的にもなりうる恐ろしい病気です。実際、糖尿病で100歳以上まで生きた人はいないと言われています。
の老化を進め、若さを保つという観点では逆行する病気です。糖尿病は全身

ところが最近、日本では糖尿病の罹患者がどんどん増えており、現在1400万人も存在するのです。これは医学的、医療費的のみならず、日本の将来的にも危機的状況です。本書を読まれている皆さんにとっても、けっして他人事ではないのです。

## 適度な炭水化物摂取を

### 【ハーバードの研究現場から❻】

炭水化物摂取については賛否両論ありますが、私たちの体のエネルギー源としては大切な一つであると考えます。炭水化物は1ｇ当たり4kcalになりますが、唾液中や膵臓から出るアミラーゼという消化酵素によってブドウ糖に分解され吸収・消費されます。このブドウ糖こそが脳・神経系の唯一のエネルギー源なのです。

脳は、常に絶え間なくブドウ糖を消費して動いているため、ブドウ糖の供給が不足すると、脳の働きが低下してしまいます。糖質が不足すると私たちの体は、肝臓にあるグリコーゲンをブドウ糖へと分解して補おうとします。これが繰り返されると、肝臓に大きく負担がかかります。

この肝臓からのグリコーゲンも10時間ほどで底をつくので、その次には筋肉のタンパク質を分解してブドウ糖を補うことになります。このような糖質の不足状態の過程では、エネルギー源として脂質の利用が高まり、肝臓は限界を超えて脂肪酸を処理することになります。

これに伴って、脂肪酸からケトン体が多く合成されてしまい、体内のPHバランスが酸性に傾き、血液も酸性になります。ひどい時は呼吸状態が悪化したり、昏睡状態を引き起こしたりする、ケトアシドーシスという状態に陥ってしまいます。ここまでいくことは稀ですが、適度に炭水化物を摂らないと脳神経系をはじめ、体には良くないのです。

若さを保つ抗酸化食材を摂る。　目印はカラフルな色

フリーラジカルは細胞や遺伝子をも傷つけ、老化の主な要因となる恐い存在です。私たちは常に酸素を体内に取り入れて生活し、全身の細胞のミトコンドリアではエネルギーの産生に伴って常に少しずつ活性酸素が放出されています。よって第一章で述べたとおり、私たちの体は生きていく上で常にフリーラジカルの脅威にさらされざるをえない状況にあります。

もちろん、私たちの体にはフリーラジカルを中和するSOD（スーパーオキシドディスムターゼ）などの抗酸化性の酵素も存在しており、一方的にフリーラジカルに侵されているわけではありません。また、適度な量のフリーラジカルはウィルス、細菌などの外敵を

退治することにもなるため、感染を防いで私たちの体を守る方向にも働きます。

ところが、年齢とともにSODは減少傾向を示し、私たちの体は必要以上のフリーラジカルに曝され、どんどん酸化しやすくなる状況に置かれるのです。

そこで重要になってくるのが、"フリーラジカルという脅威から身を守る術"を施すことです。その術は次の3つです。

① **抗酸化作用のある食べ物を十分取り入れる**
② **酸化した食べ物はできるだけ食べない**
③ **体内に入ってしまった酸化物を極力体から排除する**

これらを日常生活の中で実践するにはどうしたらいいのか、説明していきましょう。

●**抗酸化作用のある食べ物を十分取り入れる**

では、抗酸化作用のある食材とはどんなものなのでしょうか？

まず、ポリフェノールの多く含まれている食材です。ブロッコリー、タマネギ、リンゴ、赤ワイン、大豆、ココア、緑茶、コーヒーなどです。ブロッコリー、タマネギ、リンゴ、

赤ワインにはフラボノイド、大豆にはイソフラボン、ココア、緑茶にはカテキン、コーヒーにはクロロゲン酸というポリフェノールが含まれています。これらのポリフェノールはどれも強力なフリーラジカル除去作用を有します。

また、トマトを赤くしている成分、リコピンにも強力な抗酸化作用がありますし、ニンジンをオレンジ色に染める物質β-カロテンは、体内に入ると必要に応じてビタミンAに変化し、フリーラジカルである活性酸素の産生を防ぎます。サケのサーモンピンク色はアスタキサンチンという物質によるものですが、アスタキサンチンにも強力な抗酸化作用が認められます。

というわけで、**緑黄色をはじめ、カラフルな色が、若さを保つ抗酸化食材の一つの目印**となります。

このほか、ビタミンCを多く含む柑橘類、ベリー類の果物、じゃがいも、ピーマンも抗酸化作用を発揮し、フリーラジカルを取り除きます。ビタミンCは食物繊維と一緒に摂ると吸収量が上がるので、果物や野菜で摂るのが理想的です。ただし野菜の場合、調理過程で、ビタミン類は大体表示値の半分くらいに減ってしまうことも覚えておいてください。

大豆、ナッツ類、ホウレンソウ、芽キャベツ、卵、小麦胚芽、小麦全粒粉、未精製の穀

類などにはビタミンEが多く含まれるため、やはり強力な抗酸化作用を発揮します。ビタミンEはビタミンCと一緒に摂ることによって、抗酸化作用によるフリーラジカル除去作用が増強すると考えられています。

忘れてはならないことは、ビタミン類は重要な役割を果たしますが、十分に吸収されて機能を発揮するにはミネラルの助けが不可欠であるということです。ただし、人はミネラルを体内で産生することはできませんので、食べ物で補うしかないのです。

特に、セレンというミネラルはビタミンEの作用を強く増強します。セレンを多く含む食材は魚介類、レバー、ブロッコリー、タマネギ、にんにく、玄米などです。このようなミネラル類については、普通にバランスのとれた食事を1日3食きっちり摂っていれば、特に意識しなくても必要量を摂取できていると考えられます。しかし、サプリメントや栄養剤だけを頼りにしている生活を送っていると、不足してきてしまうのがこうしたミネラル類なのです。

亜鉛もSODの構成要素になるなど、フリーラジカル除去には不可欠のミネラルです。亜鉛を多く含む食材は、牡蠣、魚介類、肉類、レバー、マスタード、小麦胚芽などです。

さらに、鶏肉に含まれるカルノシンにもフリーラジカルを消し去る作用があります。カ

レー粉に含まれるウコン中の化学成分であるクルクミンには強力な抗酸化作用がありま す。ゴマに含まれるセサミンにもフリーラジカルを除去する強力な作用があることが分か っています。

このように、日常的に簡単に手に入る食材にフリーラジカル除去作用を有するものが結構あるのです。バランス良く組み合わせて毎日の食事に取り入れることにより、体内の不必要なフリーラジカルを可能な限り取り除いていくことが大切です。

抗酸化作用という意味では同じでも、抗酸化作用を発揮する成分は、食品によって全く異なります。違う効き方をする抗酸化成分を複数取り入れると、それぞれの欠点を補い、長所を引き出して効果が増強されます。

一度の食事に一つの抗酸化食品を取り入れて満足するのではなく、できるだけ数品目の抗酸化作用のある食材を取り入れることをお勧めします。

●酸化した食べ物はできるだけ食べない

酸化した食べ物にはどんなものがあるでしょうか？ 簡単に言うと、新鮮でない食べ物です。空気中には酸素が含まれるので、食べ物も放置されると徐々に酸化していきます。特に油は、酸化しやすいので注意が必要です。時間の経った揚げ物などでは油がかなり酸

化しているため、かなり危険です。コンビニやファーストフードの食品添加物の多い食材も酸化度は高いです。基本的に加工食品では種々の人工添加物が使われていることが多く、これらを体内に取り込むと、体内のフリーラジカルは増加してしまい、私たちの体を酸化させてしまいます。添加物の多い加工食品の摂取は控えたいものです。

●体内に入ってしまった酸化物を極力排除する

仕方なく酸化したものを食べてしまったと思われるときは、酸化物を便、尿、汗などでできるだけ体外に出す必要があります。

ハーバード大学などの研究グループの医学統計でも、体内毒素の約70－80％は便、約20％は尿、残り数％は汗、髪の毛や爪から体外に排泄されるということが分かっています。たっぷりと良質の水分や食物繊維を摂って、不要なものは体から追い出して捨て去る、という発想も若さを保つためには必要なのです。解毒については、第五章で詳述します。

# 果物と野菜は若さを保つ成分の宝庫

【ハーバードの研究現場から❼】

まず注目すべき果物はリンゴです。リンゴにはポリフェノールをはじめ、多くのファイトケミカルが詰まっています。食物繊維やビタミンCも含まれており、まさに若さを保つ食材です。ファイトケミカルは特に皮のすぐ下に多く存在していますので、よく洗って皮ごと食べることをお勧めします。

パパイヤ、マンゴーには体内でビタミンAに変わるファイトケミカルが多く含まれています。ビタミンCもとても豊富に含まれており、カリウムなどのミネラル分や食物繊維も多く、とても優れたフルーツといえます。

パイナップルは免疫細胞を活性化するファイトケミカルやビタミンC、マグネシウム、カリウムなどのミネラル、食物繊維が豊富です。

ブルーベリーには眼の疲れを取るファイトケミカルや食物繊維が含まれています。ブドウにも豊富な抗酸化性のファイトケミカルが含まれています。オレンジには豊富なビタミンCが含まれ、スイカ、メロン、モモにも豊富なファイトケミカルが含まれています。

このように挙げだすときりがないくらいに果物は若さを保つ成分の宝庫なのです。

果物は1人1日あたり200gとることが推奨されていますが、国連食糧農業機関の2003年の

統計では、日本人の1日平均果物摂取量は150gです。ちなみに、アメリカ人は311gとなっています。

一方、野菜は、1人1日当たり350g摂取することが推奨されています。野菜の中で最もファイトケミカルを多く含むのはブロッコリーで、200種類以上ものファイトケミカルを含みます。インスリンの働きを助けるクロムや鉄などのミネラルや、ビタミンC、食物繊維も豊富に含むので、とても優れた食材と言えます。トマトもとても強い抗酸化力を有するファイトケミカルを含みます。

ハーバード大学などの研究結果では、トマトには抗がん作用があることも分かっています。ニンジンに含まれるファイトケミカルであるβ－カロテンは体内で必要な分だけビタミンAに変わるという優れものです。ネギ、ニンニク、ニラ、タマネギなどのネギ属の植物は、強い抗酸化作用を持つファイトケミカル、ビタミンC、セレン、強力な抗がん作用を持つ硫黄化合物などが含まれており、やはりとても優れた野菜と言えます。

このほか、ホウレンソウ、サツマイモ、キャベツ、カボチャ、トウモロコシ、セロリ、パセリ、ピーマン、ナス、クレソン、カリフラワー、カブ、アスパラガスなどにも豊富なファイトケミカルが含まれ、私たちの体の健康と若さを保ってくれるのです。これらの野菜のチョイスの仕方ですが、季節ごとに旬のものからバランス良く取り入れることをお勧めします。その理由は、旬の

ものほど、私たちの体にとって良いファイトケミカルなどの成分や栄養分が豊富に含まれているからです。統計的にもブロッコリーに含まれるβ－カロテンやビタミンCは、ブロッコリーの旬な季節である12月から2月にとても豊富で、逆に6月から9月には旬の季節の半分くらいにまで少なくなるという報告があります。

野菜や果物にはまだまだ解明されていない健康に良い成分が含まれているものと考えられており、いろいろな果物や野菜を組み合わせることで、より有効成分の効果が高まります。様々な果物や野菜を使ったメニューを取り入れて、若さを保つ生活を送りましょう。

## アンチエイジング注目のサケ
### 【ハーバードの研究現場から❽】

魚も若さを保つための食材としては重要です。良質な動物タンパク源であり、特に、DHA（ドコサヘキサエン酸）とEPA（エイコサペンタエン酸）の多く含まれるサケ、秋刀魚、イワシ、アジ、ブリ、マグロ、ウナギ、ハマチなどはとても良い食材といえます。

DHAもEPAも不飽和脂肪酸であるオメガ3脂肪酸の一種ですが、DHAには悪玉コレステロールを抑える作用があり善玉コレステロールを増やす素晴らしい作用があります。また、EPAは血管を広げて血行を良くする作用、血液凝固を阻止する作用と動脈の弾力を保持する作用が

あり、その結果、血液をサラサラにして血流を改善します。そのため、動脈硬化予防作用があり、心筋梗塞や脳梗塞を予防することにもつながります。

DHAやEPAを豊富に含む魚を食べたり、これらの成分を含むサプリメントを飲んだりすると頭が良くなるといいますが、これは主にこれらの成分による血流改善作用によります。DHAやEPAによって血流が良くなり、脳に血液がたくさん行くようになって、脳が働きやすくなるのです。

また、DHAは脳神経細胞の情報伝達部位であるシナプスにまで到達し、情報伝達をスムーズにするということも分かっています。

●サーモンピンクは若さのしるし

なかでも、サケはアンチエイジング的にハーバード大学でも最も注目されている食材の一つです。その理由は、サケのサーモンピンク色に隠されています。このサーモンピンクの色の源は、食とフリーラジカルの節でも触れましたが、アスタキサンチンというカロテノイドなのです。このアスタキサンチンはエビやカニにも含まれますが、とても強い抗酸化作用を有します。その抗酸化作用は非常に強く、数ある食材の中でも最も強い部類に入ると考えられています。

この抗酸化作用によって、細胞を老化させる原因であるフリーラジカルを強力に取り除きます。また、血中のコレステロールの酸化を防ぐことにより、全身の血管の動脈硬化の進行を抑えることにつながるのです。これらの作用はどれも私たちの体に若さと健康を保つことに大きな役割を

果たすものばかりです。

実際、少し大規模な調査ですが、ハーバード大学で、40歳から84歳までの男性医師20、55 1人を対象に調べたところ、週に少なくとも1回魚を食べている者は心臓発作などの突然死の危険性が52％も低下していることが分かったとする研究結果もあります。

サケにはこのアスタキサンチン以外にも、ビタミン類やDHA、EPAなどが豊富に含まれており、まさに若さを保つのに最適な食材の一つと考えられます。

このように、さまざまな理由で魚を摂ることが私たちの若さを保つことに大切なのです。海に囲まれて生活する私たち日本人にとって魚は食文化の中心的存在であり、それを上手く利用しない手はありません。

ちなみに、米国心臓協会では健康な人で1日500〜1,000mgのオメガ3ー脂肪酸摂取を推奨しています。魚類に換算すると、それぞれ約100g当たりに含まれるオメガ3ー脂肪酸の量は、サケ1,200mg、サバ2,500mg、ニシン1,600mg、エビ300mgという値が目安となります。皆さんもこれらの情報を参考に上手く食卓に取り入れてください。

●魚のヘルシー度はリスクを上回る

一方で魚類摂取には、海の汚染物質（メチル水銀などの工業毒）などによるリスクがあるとの指摘があるのは、皆さんも気になるところでしょう。

しかし、最近(2006年)のハーバード大学の研究調査で、魚類にはリスクを大きく上回る健康面での効果があることが明らかにされました。

この研究によると、サバ、サケ、イワシなどの脂肪の多い魚の場合、週1〜2回摂取するだけでも死亡率が20％近く低下することが分かりました。そして、心臓疾患を予防するという意味では、サケを週1回、約170g食べるだけでも十分とされています。実際、これらの魚類を週1〜2回摂取すると、心臓の冠動脈疾患に罹患して死亡する率は40％近くも低下するという統計も出ています。ただし、いつもこれらの魚類を摂ることが不可能な場合もあるでしょう。その場合、魚油のサプリメントを摂取することで代用もできますが、サプリメントでカバーしようとする場合、EPAやDHAなどの有効成分の含有量は表示値よりかなり低いことが多いので注意が必要です。

2003年の米国ラッシュ健康加齢研究所の研究によると、1週間のうち1回でも魚類を食べる人は、食べない人に比べてアルツハイマー病発症のリスクが約60％も低下すると報告されています。これらはいずれも魚類の摂取が、私たちの健康や若さを保つのに有用であることをサポートする研究結果といえます。

ただし、魚類には工業的に排出された毒が海水を通じて取り込まれている危険性もあります。

特に、メカジキ、アマダイ、オオサワラ、サメなどは水銀含有率が高い魚と考えられ、妊婦など

では避けるようにした方がいいとも報告されています。米国医学研究所によると、妊婦および12歳未満の小児は、この4種類を除く魚介類を摂ること（可能ならば週に340ｇ以上の魚類を摂取する）が推奨されています。

## 免疫力アップの食材を摂る

私たちの体の免疫機能を担当する免疫細胞、抗体、補体はタンパク質からできています。よって、全身の免疫機能の維持には、基本的にバランスの良い食事をとる中で、適量のタンパク質をとることが不可欠です。例えば、カロリーリストリクションを行って、総摂取カロリー制限をする場合でも、良質タンパク質の適量摂取はけっしてはずしてはいけません。免疫機能が低下すると、風邪などを引きやすくなり、それをきっかけに病的老化が進行してしまいます。常に免疫機能を高める食材をきちんと取り入れ、病気になりにくい体にすることが、私たちの体の健康と若さを保つには不可欠なのです。

ハーバード大学などでの研究によると、キノコ類である椎茸、シメジ、マイタケ、マツタケなどに含まれるβ-グルカンという多糖体には、免疫力活性化作用、フリーラジカル

除去作用、そして抗がん作用があることが分かりました。

最近では納豆、ナメコ、モロヘイヤ、オクラなどのねばねばする成分自体に免疫力活性化作用があることが報告されています。

ネギ類であるネギ、ニンニク、ニラ、ラッキョウは独特の臭いがありますが、その強い刺激臭のもとである硫黄化合物に免疫力活性化作用のある成分が含まれています。

キャベツ、ブロッコリー、わさびにも免疫活性化作用があると考えられています。

フルーツ系では、バナナ、スイカ、ブドウ、パイナップルなどにマクロファージを活性化することによる免疫活性化作用があり、バナナ、リンゴ、キウイには白血球を増加させることにより免疫を活性化する作用があることが報告されています。

ビタミン類、ミネラル類はどれも免疫系の働きに不可欠になるので、バランスの良い食生活を送り、それらの栄養素を上手に取り入れることは基本となります。

逆に、アレルギーのある食品を食べると免疫機能を低下させてしまう逆効果がありますので、自分の体の食品アレルギーの有無をチェックし、アレルギーのある食品を摂らないことも免疫機能を守る上では必要です。

私たちの腸には100兆個もの細菌が存在しますが、この細菌群も免疫機能活性化に大きく

73　第二章　若さを保ち、美しくなる食べ方

貢献しています。そのメカニズムは、これらの細菌のうちの善玉菌がタンパク質代謝、ビタミン（B1、B2、B6、B12、Kなど）合成、病原菌の繁殖防止、食物腐敗防止などの役割を果たし、腸の健康を守ることによります。

さらに、私たちの腸管には体全体の70％ものリンパ組織が存在し、免疫組織の中心的役割を果たしているので、免疫機能を高めるにはお腹を冷やさないようにすると同時に、お腹に良い食材を摂る必要があります。

腸内の善玉菌を増やす食材としてはヨーグルトなどの乳製品、野菜漬、梅干、たくあんなどの発酵漬物がとても良いと考えられます。これらには豊富な乳酸菌が含まれ、腸内で善玉菌として働きます。バランス良く取り入れることで、私たちの体本来の素晴らしい機能である免疫機能を存分に引き出せることになるでしょう。

日常的には寒くて風邪やインフルエンザが流行している季節や、ちょっと風邪気味かなと思った時など、これらの食材を摂ってみてください。免疫機能を高めることは、体本来の能力を十分に引き出すことになり、それは、病気をしない体作りに直結し、若さも保つのです。

## 疲労回復にアミノ酸、ビタミンB1、ビタミンA、アントシアニン

### 【ハーバードの研究現場から❾】

疲労回復にうってつけなのは、良質なアミノ酸を豊富に含む食材です。私たちの体はタンパク質から構成されていますが、タンパク質は毎日合成と分解を繰り返しています。よって、タンパク質の合成にあたっては、アミノ酸が必要不可欠なのです。そして、必要なアミノ酸を豊富に含む良質なタンパク質をきちんと食事から摂ると、体を作り出す力が高まり、疲労の回復につながります。

食事として私たちの体に取り入れられるタンパク質は、分解吸収され、肝臓に達するまでにほとんどがアミノ酸になっています。体のタンパク質を形成するアミノ酸は20種類あります。そのうち11種類は他のアミノ酸から作ることができますが、残りの9種類は私たちの体内で合成することができません。これらは必須アミノ酸と呼ばれ、食事からの摂取が不可欠となります。アミノ酸が豊富な食材は全卵、豚肉のロース、鶏のムネ肉、牛乳、ヨーグルト、チーズ、サケ、イワシ、トマト、ジャガイモ、トウモロコシなどです。

また、ビタミンB1には疲労回復作用があることが分かっています。ビタミンB1が豊富に含まれる食材は、全卵、豚肉、大豆などです。

ちなみに、疲労回復をうたったドリンク剤も多く見られますが、糖分なども多く含まれている

ことを頭に入れておいてください。定期的に服用すると糖分過多となる可能性があります。

最近はこれだけのIT化時代なので、仕事などでパソコンを使う時間も増え、眼が疲れる、という方も多いことでしょう。そんな方にはビタミンAの豊富な食材をお勧めします。ビタミンAは角膜の新陳代謝を活性化し角膜をキレイに保つため、眼の疲労や視力の回復に有効であると考えられています。

特に、β-カロテンという物質は体内で必要な分だけビタミンAに変わり、ビタミンAとして効果を発揮します。ニンジン、ホウレンソウをはじめとする緑黄色野菜にはβ-カロテンが豊富に含まれるため、これらを多めに摂ることをお勧めします。

また、アントシアニンというポリフェノールは網膜から脳に情報を伝えるロドキシンという物質を助け、眼の疲労を抑える働きがあります。アントシアニンを豊富に含む食材はブルーベリーです。ブルーベリーが眼に良いと言われるのはこのためです。さらに、チーズなどの乳製品に含まれるラクトフェリンは眼球を守る涙に含まれるタンパク質の質を高める働きがあります。

## 乳製品は血圧を抑える
### 【ハーバード大学の研究から❿】

最近は乳製品について賛否両論の出版や報告が相次ぎ、どれを信じたら良いのか混乱している

方がいるかもしれません。

ハーバード大学が1980年から12年間、7万8千人近い中高年女性を対象にした調査では牛乳の摂取量の差(週に1回未満のグループと1日に2回以上飲むグループに分けて比較したもの)が、骨折の発生率に影響することは見出せなかったということになっています。しかし、この研究結果をよく見ると、牛乳以外の食品からのカルシウム摂取量や個人ごとのバラツキを超えた統計的に有意な差は見出せなかったということであり、牛乳を飲んでも無意味だということでは決してありません。

一方、やはりハーバード大学で行われた別の研究結果では、牛乳を十分摂取すると大腸がんの発生率が低下したという報告もあります。これは、欧米の4か国(米国、カナダ、オランダ、スウェーデン)で6～16年間にわたり実施された10件の疫学調査を解析したものです。その疫学調査では男女の53万人を対象とし、乳製品(牛乳、チーズ、ヨーグルト)やそれ以外の食物の摂取頻度と大腸がんの発生頻度の間の関係が比較検討されました。

調査期間内に53万人中、4,992人に大腸がんが発生しましたが、牛乳を1日70g未満しか飲まないグループの大腸がん発生率を100%とすると、

牛乳を1日70～174g飲む群：94%
牛乳を1日175～249g飲む群：88%

牛乳を1日250ｇ以上飲む群‥85％と有意に低下傾向を示しました。つぎに、カルシウムの摂取量と大腸がん発生の関係を比較検討したところ、カルシウム摂取量が1日500mg未満のグループを100％とすると、カルシウム摂取量が1日700～799mgのグループは、大腸がんの発生リスクが79％に低下しました。

さらに、ハーバード大学の私たちの病院で行われた研究では、約5000人を対象として、牛乳などの乳製品の摂取量別に4群に分け比較検討が行われました。その結果、乳製品の摂取が最も多い群は、最も低い群に比べ明らかに血圧が低下することが確認されました。つまり、同じ牛乳でも統計の取り方によって、何を対象として見るかによって、人に良いと言える部分と、そうとは言いきれない部分があるということです。それらを総合的にどう解釈するかはあなた次第ですが、少なくとも牛乳には良い面が沢山あることは確かなので、アレルギーなどがなければ、適度にバランスよく食生活の中に取り入れてみるといいと思います。

十分なビタミン、ミネラルで美肌に

見た目が美しくなるには体の中から美しくなることが大切です。それを助けるのが、美

しくなる食材です。

まず美肌を目指すなら、お肌にとって重要な成分、コラーゲンを補充することが大切です。最近ではコラーゲンを含む美容液も多く売られていますが、コラーゲンは基本的に肌からは吸収されないので、食べ物として内からとることが大切です。コラーゲンを多く含む食材に鶏肉があります。鶏肉の皮、手羽先、軟骨にはたくさんのコラーゲンが含まれています。沖縄で良く食べられている豚足にもたくさんのコラーゲンが含まれています。フカヒレ、煮魚をした時の煮こごり、ウナギ、ナマコなどにも多く含まれています。

**コラーゲンを摂取する時には、同時にビタミンCも摂取するように心がけましょう。**その理由は、コラーゲンは、食べた後そのまま体内に吸収されるのではなく、一度消化されてアミノ酸に分解され、その後再び合成されて体内に取り込まれますが、このコラーゲンの再合成にあたって、ビタミンCの援助が必要だからです。コラーゲンだけをたくさん摂るのではなく、果物や野菜も一緒に食べて、ビタミンCもたくさん摂るようにしましょう。また、**お肌は夜寝ている時に作られるので、これらの食材は夕食時を中心に摂ると良いでしょう。**

## シミ予防にはビタミンC＋E

シミを予防するなら、ビタミンCの摂取が重要です。ビタミンCを多く含む食材には、グレープフルーツ、レモン、ミカン、イチゴ、キウイなどの果物、ブロッコリー、ピーマン、白菜、大根、かぶ、じゃがいも、さつまいもなどの野菜があります。

また、ビタミンCはビタミンEと合わせて摂取するととても効果的です。ビタミンEには新陳代謝を高めて、女性ホルモンを活発化する働きがあります。ビタミンEを多く含む食材としては、アボカド、カボチャ、いりゴマ、アーモンド、ピーナッツ、ウナギなどがあります。代謝を促すアスタキサンチンもシミには効果的です。アスタキサンチンはサケやイクラ、エビなどに多く含まれています。

## お肌の潤いにはビタミンA＋B＋E

お肌の潤いを保つことも美しくなるには大切ですが、保湿にとってビタミンはとても大

切な栄養成分です。特にビタミンA、ビタミンB、ビタミンEはとても大切は成分といえます。ビタミンAは、新陳代謝を活性化し、お肌の潤いを保つ作用があります。先ほども述べましたが、ビタミンAはβ－カロテンの形で摂るのが良く、それを多く含む食材は緑黄色野菜、全卵、ウナギなどがあります。ビタミンBも新陳代謝の働きを活発にしたり、炎症を抑えたりする作用があります。ビタミンBを多く含む食材には、豚肉、全卵、レバー、大豆などがあります。ただし、ビタミンBは加熱に弱いので、加熱せずに食べられる納豆がお勧めです。特に、納豆の中に含まれるポリグルタミン酸には高い保湿作用があります。ビタミンEは血管を開き、血流を改善してお肌に潤いを与える作用があります。ビタミンEを多く含む食材としてはゴマ、アーモンド、ピーナッツなどがあります。

## 肌細胞づくりにはミネラル

最後に、**亜鉛や鉄分などのミネラルも新しい肌細胞の生成には不可欠です。**亜鉛は特に牡蠣に多く含まれており、そのほか、肉、レバーなどに含まれています。注意してほしいことは、これらのミネラルは吸収されにくい性質があるということです。しかし、ビタミ

ンCがミネラルの吸収を助けるため、例えば牡蠣にレモン汁をかけて食べると理想的です。

以上、体の中から美しくなれるためのいろいろな食材をご紹介しましたが、何より大切なのは、これらの質の良い食材をバランスよく取り入れることです。それでもまだ足りないと思ったり、時間がないときにはサプリメントや栄養ドリンクで補充しましょう。

## 緑茶、日本酒、泡風呂、梅干し、豆乳、納豆。純和風美容健康法のススメ

### 【ハーバードの研究現場から⓫】

日本人だからこそ実践していただきたい、日本の食材を用いた純和風の美容健康法をご紹介しましょう。今まで解説してきた食材の考え方を応用して、内からも外からも健康できれいになれる、超ユニークな美容健康法です。

まずは緑茶です。私と同じブリガム・アンド・ウィメンズ病院に勤務するハーバード大学のJ・F・ブコウスキー講師は、緑茶中のテアニンという物質が免疫系のT細胞を介して、インターフェロンの分泌を高め、免疫力を高めるということを報告しました。緑茶には殺菌作用や免疫活性化作用があることは分かりつつありますが、これは緑茶の免疫活性化作用を科学的に証明した画期的な研究結果です。また、緑茶中のカテキン（ポリフェノール）には殺菌作用や、悪玉コ

82

レステロールを下げ、心臓の血管がつまるのを防ぐ効果があることが証明されています。この他、緑茶にはβカロテン、ビタミンC、ビタミンE、アミノ酸、亜鉛、セレニウムなど、美容と健康にとって非常に優れた成分を含有しています。したがって、体の内から美容と健康を保つためにも、毎日緑茶を3、4回飲み、うがいにも使用することをお勧めします。

緑茶を自家製緑茶美容液として使うユニークな利用法もあります。緑茶の持つ抗酸化作用と抗炎症作用、抗菌作用のため、緑茶はあっという間に高級美容液に変身するのです。作り方は簡単です。緑茶をやや濃いめに淹れて、冷蔵庫で冷やすだけです。就寝前の洗顔後に、この自家製緑茶美容液をコットンなどに含ませ、通常の美容液のように顔につけましょう。緑茶に含まれるビタミン類やミネラル類によって、美白、潤い、毛穴引き締め効果などが期待できます。何といっても、保存料やアルコールなどの不必要な有害成分を一切含まず、毎日栄養成分のたっぷり詰まったフレッシュな美容液を使えるところが魅力的です。

顔のケアが完了したところで、次は純和風ボディケアです。それは日本酒風呂です。日本酒風呂は全身の血流を改善し、潤いを保ち、入浴後は肌がツルツルでとてもしっとりとします。また、日本酒に含まれるコウジ酸という成分にはメラニン抑制作用があり、美白効果が期待できます。さらに、コウジ酸にはアンチエイジング的作用があるという報告もあり、現在いろいろなところで研究が進められています。日本酒風呂の方法ですが、風呂桶に、300－500mlの日本酒を入れるだ

けです。特に、寒くて乾燥しやすい冬の時期にはお勧めです。

さらに、日本には伝統的に入浴する習慣があったことを背景に、最近では、簡単に優れた入浴剤や、入浴装置が入手できるようになってきています。それらを上手に組み合わせ、体を芯から温めるの出る泡風呂にすると、泡がはじける際に出る超音波がマッサージ効果を発揮し、体を芯から温めることにつながるため、自律神経の安定化、免疫の活性化、美肌の維持にとても有効といえます。

体を内からきれいで、健康にするためには、梅干しを上手に取り入れることをお勧めします。

梅干しは平安時代から食されてきた伝統的な食べ物ですが、強力な抗菌作用を有する他、クエン酸を豊富に含み、全身の血流を改善し、体を弱アルカリ性に保つ作用があります。また、梅干しには整腸作用、解毒作用、胃がん抑制作用などがあることも確認されています。梅干しを食べる際に出る唾液は刺激唾液と呼ばれ、消化酵素を多く含み、消化を助けます。このように良いこと尽くしの梅干しですが、食事時に摂るのも良いし、渋く梅干し番茶にして摂る方法もあります。1日1粒の梅干しを摂るというちょっとした習慣が、体の内から健康と美容を保つことにつながるのです。

納豆、豆乳などの大豆食品も美容と健康の強力な武器になります。大豆にはイソフラボン、レシチン、フィチン酸、サポニン、ビタミンEなどが多く含まれ、それらによる抗酸化作用、免疫

活性化作用、新陳代謝促進作用などは、どれも体の内からきれいに、健康にすることに大きな役割を果たします。さらに、納豆は日本の伝統が生み出した非常に優れた発酵食品であり、納豆菌の発酵作用、栄養合成作用によって、ビタミンB12・Eが大幅に増加し、さらに腸内の善玉菌を増やす効果を有します。まさに、納豆菌は大豆をスーパー健康食材へと生まれ変わらせるわけです。

ほかにも、日本の伝統食には私たちの体の健康と若さを保つ多くの知恵が隠されているのです。伝統食の素晴らしさを再認識して、良いところをどんどん取り入れましょう。

（ただし、緑茶美容液、日本酒風呂とも、体質的に合わない方、アレルギー様の症状の認められる方もいらっしゃるかと思われるので、まずは体質に合うかどうか、少量から確認しながら実践し、体質に合わない場合は中止してください）

## 沖縄と長野から学ぶ、長生きに影響を及ぼす地域の食&健康習慣

【ハーバードの研究現場から⑫】

地域的な食習慣や健康習慣の影響も、若さを保つ、長生きするという点で重要です。ある地域の食習慣、健康習慣は、その地域に住む人々全体の健康状態に反映されうるのです。

長寿傾向にある地域の食習慣、健康習慣と、そうではない地域の食習慣、健康習慣を把握し、良

いものを吸収して実践することが私たちの健康と若さを保つ上では重要と考えられます。

注目すべき例は、長寿の県といわれた沖縄の男性の平均寿命が急落し、長野県の男性の平均寿命が1位に躍り出たという事実です。統計的に、長年沖縄県在住の方々の平均寿命が男女とも日本一をキープしていたのですが、1995年に沖縄男性の平均寿命は低下傾向を示し、2000年には何と全国26位にまで転落してしまいました。

早速、沖縄県では原因究明のための調査研究が行われました。この研究調査は2003年から04年にかけて行われ、30歳から79歳までの男女約7000人についての統計が取りまとめられ分析されました。

その結果、男性の約70％、女性の約50％に高血糖が認められたのです。急速に欧米化してしまった食生活と、欧米的に車社会になってしまい、歩くことが少なくなってしまったことが原因と結論づけられました。実際、現在沖縄県の人口当たりのファーストフード店数は日本一と言われています。つまり、沖縄県民を取り囲む食習慣と運動環境の悪化が、沖縄県民の平均寿命を下げてしまったということになります。そもそも、元来の沖縄の食生活は長寿に理想的と考えられるものでした。その沖縄の中でも、特に長寿の村と考えられている大宜味村では秋田農村に比べ①約3倍の肉類を摂取、②緑黄色野菜摂取量が3倍多い、③豆腐など豆類の摂取が1.5倍多い、④果実類摂取が多い、⑤食塩の摂取量が低い、⑥米が主食、⑦魚タンパク摂取が多い、魚油摂取が多

い、⑧海草摂取が多い、⑨大豆摂取が多い、などという食生活の特徴がありました。これらは健康長寿食のお手本の一つといえます。ところが、このような沖縄の伝統的な食生活が食の欧米化に伴って崩されつつあるというわけです。

では、長野県の男性の平均寿命が急に1位に躍り出たのはどうしてでしょうか？

長野県は何と1960年代までは脳卒中が非常に多く、けっして平均寿命が高い地域というわけではありませんでした。長野県の名産は野沢菜で、昔から食卓にはよく並んでいたそうです。これに代表されるように、長野県民は元来、塩分を摂りすぎる食生活の傾向にあったのです。そうした塩分過多の食生活が平均寿命を下げていたものと推測されています。

ところが、このような状況から脱するべく、県が総力をあげ、県民の健康対策に乗り出したのです。健診などの機会を利用し、徐々に県民の意識改革が行われていきました。そして、とうとう県民全体の食習慣や生活習慣が改善されるに至ったというわけです。これが、長野県男性の平均寿命が延びた理由と考えられています。

アメリカでは、UCLAのブレスロー博士が、長寿を約束する7つの健康習慣があると述べています。

それは、①朝食を欠かさず食べ、②間食をしない、③ほどほどの飲酒、④タバコは吸わない、⑤7、8時間の適度な睡眠時間、⑥週2〜3回の適度な運動、⑦痩せすぎず太りすぎず適正体重

を維持、の7つです。これらの考え方のもとに、サンフランシスコの近隣のバークレー市周辺の人々を現在も追跡調査しています。

健康余命を比較したところ、7つの健康習慣を全部守っている人たちは80歳まで生きる統計が得られたのに対し、7つの健康習慣を守ってない人たちの平均寿命は68・5歳と算出され、11・5年も余命に隔たりがありました。

このように良い食習慣や生活習慣がバランスよく調和すると、その地域の人々全体に影響を及ぼし、地域の人々皆が長生きできるようになるのです。習慣や自分をとりまく環境というものが健康や寿命にいかに重要かということです。

## アメリカが学ぶ「和食健康法」
### 【ハーバードの研究現場から⓭】

ハーバード大学のある大先輩教授にはじめて教授会でお会いした時に取り上げられた話題に、"マクガバン報告"というものがありました。これは1977年にアメリカ政府が世界中の優秀な研究者を集め、まとめあげた計5,000ページにも及ぶ、食事と健康に関する研究調査結果です。

この報告書の中では、"世界で唯一理想的な食生活を行っている国があり、その国民は長寿で

ある。我々はその食習慣を見習わなければならない。"と結論付けられています。そして、その唯一理想的な食生活を行っている国とは、日本だったのです。

最も理想的な食事とされたのは元禄時代以前の和食であり、未精白の穀物、野菜、海草、小魚というメニューです。

そもそも1960年代にまで遡ると、アメリカは国民1人当たり世界で最も医療費を投入していたにもかかわらず、平均寿命は世界順位26位と、非常に悪いレベルでした。事態を重く見たアメリカ政府は、アメリカ人の栄養問題について研究する有識者委員会を発足させ、食事と健康の関連について徹底的に研究調査を行ったのです。その結果がこのマクガバン報告というわけです。

同報告書中では、糖尿病、心臓病、がん、肥満などの原因は食生活の誤りにある、と指摘されています。それをもとに、卵、肉や乳製品、砂糖などの過剰摂取を控え、野菜を多く摂る穀類中心の食生活をするように提案されています。

この調査報告が行われたのは今から30年以上も前のことですが、当時の日本人の食生活はどうだったかといえば、米、醤油、味噌、みりん、魚介類が中心となった、高炭水化物、低カロリー、低脂肪のものでした。これらは元禄時代以前とは言わないまでも、現在の日本に比べるとまだまだ伝統的な和食が基本となっていたものと考えられます。この頃の日本人の食生活を調べると、タンパク質は主に大豆などの植物性タンパク質が中心になり、動物性脂肪も主に青魚から摂られ

89　第二章　若さを保ち、美しくなる食べ方

ていたのです。

ところが、その後、日本では どんどん食事の欧米化が進み、肉の消費量は急激に伸び、野菜消費量はどんどん落ち込みました。また、野菜に含まれるビタミン・ミネラル類含有率も年々低下傾向を示していると報告されています。

その結果、日本人の平均コレステロール値は年々上昇し、がん、心疾患、脳血管障害での死亡率は年々上昇傾向を示すことになってしまいました。糖尿病も年々増加傾向にあり、重症化する傾向にあります。

一方、マクガバン報告をきっかけに、伝統的な日本食をお手本に食を見直したアメリカでは、1992年あたりからその成果が出始め、がん、心疾患、糖尿病などの生活習慣病が減少に転じています。

輸入により簡単に牛肉が手に入るようになり、洋食を食べるのが当たり前となってしまっている現代の日本で、急にすべてを伝統的な和食に戻すことは簡単ではないかもしれません。しかし、少なくとも食文化が欧米化した日本で、食事を原因とする生活習慣病の一途をたどり、一方で伝統的な和食の長所を取り入れたアメリカでは、生活習慣病が徐々に改善されつつあることは注目すべきところです。

## 美味しくてアンチエイジングな料理レシピ

では、今までご説明してきた法則にしたがって、具体的なアンチエイジング料理のサンプル・レシピを紹介します。どれもとても美味しい献立ですが、しっかりアンチエイジングしています。すべて若さを保つ法則に基づくものなので、実際に料理して、美味しいものを食べながら、どこがポイントなのか学んでください。そこで学んだことを応用して、また次回の献立に生かせば、若さを保つレシピの幅がどんどん広がっていくことと思います。

若さを保つための食事のレシピの基準は次のようになります。

① 1日の摂取カロリー＝1500kcal位とする
② 1日の摂取タンパク質量は80ｇ位にして、タンパク質はいろいろな食材から摂る
③ 脂質の摂取量は総カロリーの1／4以内にする
④ 食物繊維を1日25ｇ以上摂る

⑤ 野菜を1日350g以上、果物を1日200g以上摂る

[植物性脂肪＋魚油]／動物性脂肪＝2～1にする

n－6系脂肪酸／n－3系脂肪酸＝4くらいにする

では具体的なメニューです。分量は体格に応じて変わってくるので、本書の記述などを参考にして適宜調整してください。

[朝食]

1．五穀米ごはん、根菜類・具だくさん味噌汁、トマト・アボカドトッピング納豆、じゃこポン酢おろし or タマネギスライス鰹節かけ、リンゴ・ニンジンの生ジュース、梅干し

2．じゃこトースト（パン、じゃこ、チーズ、タマネギスライス、オリーブオイル、塩コショウ、トマトケチャップ）、トマトサラダ、生オレンジジュース

3．時間の無い人用／バナナ・豆乳
　　or バナナ・すりゴマ・きなこの牛乳ジュース
　　or 野菜の具だくさんスープ（ブイヨンを入れて残り野菜を煮込む）

［昼食］

1. オリーブオイルとカボス（またはスダチ）で食べる冷やし蕎麦（ちりめんじゃこ、すりゴマ、温泉卵、たっぷりネギを入れる）、旬の果物

or 納豆トーストとニンジン野菜ジュース

2. ネバネバ冷やし蕎麦（納豆、山芋、オクラ、めかぶ、ウズラ卵、ネギ、刻みのりを入れる）、旬の果物

3. ライスサラダ（キュウリ、アボカド、ツナ、トマト、ゆで卵、コーンなどを、ライスとドレッシングで和える）、キノコとワカメのスープ、旬の果物

4. 納豆チャーハン（納豆、卵、タマネギ、すりゴマ、じゃこ、グリーンピースの入ったチャーハン）、ラッキョウ、紅ショウガ、わかめスープ、旬の果物

［夕食］

1. 玄米、野菜たっぷりの豚シャブ（すりゴマを入れたたれ、おろしポン酢だれ）、オクラとキノコのゴマ和え、アサリの味噌汁、ぬか漬け（キュウリ、ニンジン、ミョウガ、カブなど）、旬の果物

2. 五穀米、小アジの南蛮漬け（タマネギ、ニンジン、セロリなどを入れる）、ブロッコリーの胡麻和え、豆腐となめこの味噌汁、キムチ納豆、煮豆、旬の果物
3. 五穀米、サケのムニエル、野菜のソテー（ブロッコリー、キノコ、スライストマトとオニオンのサラダ、海藻スープ、いろいろ野菜のピクルス、旬の果物
4. 玄米、バーニャカウダ、ポテトコロッケ、カボチャの冷製スープ、旬の果物
5. サケちらし（サケ、キュウリ、卵、ごま、のり、ご飯、お酢）、紅ショウガ、揚げだし豆腐（なめこおろしがけ）、ひじきの五目煮、ぬか漬け、しじみの味噌汁、旬の果物

第三章

睡眠で体本来の力を引き出す

## 現代日本人の20％が睡眠不足

よい睡眠が体にとって大事だ、ということはみなさんもよくおわかりのことでしょう。

とはいうものの、わかっていながら、良質な睡眠をとっている方は意外に少ないのではないでしょうか。それどころか、日々時間に追われている現代人は、睡眠を削ってでも時間を捻出する傾向にあります。

また、毎日のストレスが重なって、寝ようと思っても寝ることができない不眠症を示している方も少なくありません。統計によると、現代日本人の20％以上が睡眠に関する悩みを抱えていることが報告されています。私の日常の診療での印象からすると、この割合は統計結果に表れているよりもっと高く、しかも年々増加傾向にあるものと思われます。

しかし、この睡眠こそが若さを保つため、そして健康的な生活をおくるためには、とても大切なのです。それは、若さを保つために欠かせないアンチエイジング・ホルモンは、良質な睡眠中に、体内で作り出され、効果を発揮するからなのです。睡眠中には全身で免疫機能も回復されます。つまり、**睡眠は若さを保つ5つの法則の体本来の力を引き出すこ**

とを実践するための最も有効な方法なのです。

この章では、医学的な根拠をもとに、正しい睡眠のメカニズムを理解していただき、若さを保つ理想的な睡眠方法を提案します。

これらを早速実践すれば、今日から良質な睡眠をしっかりとることができるようになります。それとともに、あなた自身の体内で良質のアンチエイジング・ホルモンがたくさん作り出され、さらに全身の免疫機能も高められていくはずです。

## 睡眠は体全体を整える

一般的に睡眠は1日の心身の疲れを癒すための静的状態と考えられています。きちんとした睡眠をとることで大脳は休息し、脳の機能調整が行われ、翌日からまた正常に全身をコントロールできるようになるのです。

ストレスによって心や体に受けたダメージは休息と睡眠により回復しますが、睡眠の質が低下したり、睡眠不足の状態になると、大脳や全身の細胞はその日に受けたダメージから回復することなく経過してしまいます。そのような状態のまま翌日再びストレスにさら

されるとダメージが蓄積し、結局は大脳や体に損傷を来すことになるのです。

睡眠不足によって大脳の回復が十分にできないと、感情の不安定、頭痛、全身倦怠感、不快感、集中力欠如などの症状が出現します。多くの方は、睡眠不足だった翌日に、このような症状を体験されたことがあると思います。

多少の睡眠不足は、その日1日眠気さえ我慢すれば問題ない、と考える人もいるでしょう。しかし、睡眠はただ脳と体の活動を休めるだけという単純なことではないのです。

睡眠中、わたしたちはその日に吸収した膨大な情報を整理整頓し、必要なものは記憶として脳に記録していきます。睡眠中とはいえ、脳は完全に活動を休止することはありません。翌日の生活に備えるべく、体全体を整える作業を行っているのです。

## 自分の睡眠サイクルを知り、最適な睡眠時間を設定する

睡眠にはレム（REM）睡眠とノンレム睡眠があり、これが交互に繰り返されます。レム睡眠とは、まぶたの下で眼球が急速に動く（Rapid Eye Movement＝REM）睡眠のことで、このとき脳は浅い睡眠の状態といえます。ヒトが夢を見るのは、このレム睡眠の間

98

と考えられています。また、レム睡眠は脳に入ってきた情報を整理整頓し、記憶定着が起こり、知能・知識向上、そして脳発達へとつながる睡眠帯です。同時に全身の筋肉の緊張がやわらぎ、体が休まるのもこのレム睡眠中と考えられています。ただし、この間の脳活動は覚醒時と似ていて、エネルギー消費率についても覚醒時とほぼ同等と考えられています。

一方、ノンレム睡眠は眼球の動きがなく、脳が深く眠る時です。通常入眠すると、はじめの浅い睡眠に続いてやや深い睡眠となり、さらに深いノンレム睡眠が現れます。その後にレム睡眠となり、レム睡眠とノンレム睡眠のサイクルが1サイクル、およそ90分間隔（サイクルには個人差があり、大体70〜110分間隔）で交互に繰り返されることになります。通常ですと、このレム睡眠とノンレム睡眠のパターン

■図4／レム睡眠とノンレム睡眠の違い

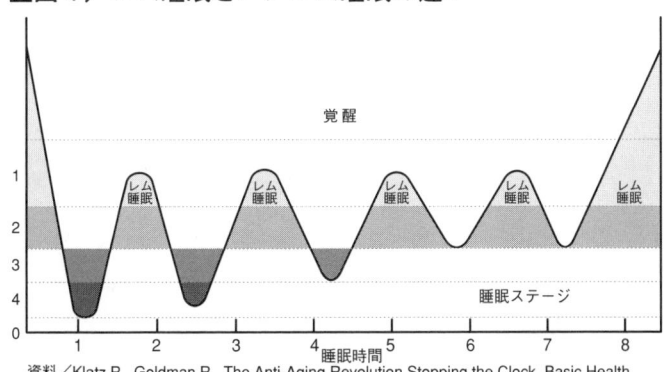

資料／Klatz,R., Goldman,R., The Anti-Aging Revolution Stopping the Clock, Basic Health

は一晩に5、6回繰り返されます。

そして、明け方近くになると、今度はレム睡眠の割合が長くなり、快適な目覚めのために脳を活性化させ準備させる時間帯に突入します。レム睡眠の時の脳波を測ると覚醒時の脳波とほぼ似たパターンをしており、この間に起きるとすっきりと快適に目覚めることができるのです。しかし、そのタイミングを逃し、再びノンレム睡眠のサイクルに入ってしまった時に目覚めてしまうと、何となくだるい不快な目覚めになってしまいます。このサイクルには個人差があるため、自分のサイクルがどれくらいなのか、知ることが大切です。それに応じて、自分にとって最適な睡眠時間を設定してください。

ちなみに、自分の睡眠サイクルは朝トイレに起きるタイミングとか、自然に目覚めて心地よいタイミングなどを記しておいて、そこから逆算して大体のサイクルを推測しましょう。

正確に知りたいという方は、睡眠時の脳波を測定することによって確認できます。

## アンチエイジング・ホルモンの分泌される時間帯は？

【ハーバードの研究現場から⑭】

アンチエイジング・ホルモンの分泌には日内変動があり、そのペースメーカー的な意味でも、

きちんとした時間にしっかりした睡眠をとることが重要です。ここでは、実際、1日の中でアンチエイジング・ホルモンはどのような時間帯に分泌されるのか、生理的状態で体内にて産生されるホルモンの1日の経過を示します。

●本能のリズムで生活することが重要

人の日常生活において重要なリズムは、地球の自転に合わせた約24時間のサーカディアンリズムというものです。これは地球の自転や公転のリズムに合わせて進化してきた私たち人類の歴史を背景に、私たちの体の中に組み込まれていった本能といえます。太古の昔から、日の出とともに起き、日が沈むと休んで翌日に備える習慣の中で、このサイクルができあがってきたものと推測されます。

さて、ホルモン分泌の日内リズムは、体内時計により支配される内因性リズムと、昼夜や光などの外部環境変化に影響を受ける外因性リズムに分けられます。

この体内時計の中心は、脳の視交叉上核という部分に存在します。また、最近では、この中心部以外に、肝臓や筋肉、肺、心臓などの

■図5／体内で産生されるホルモンの一日の経過

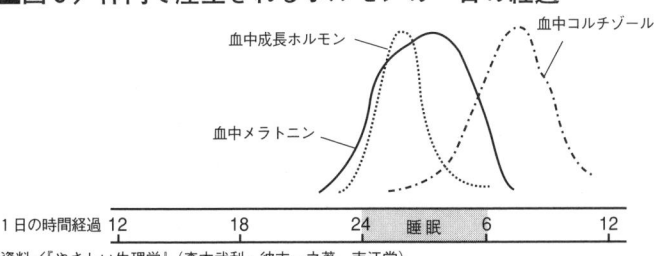

血中成長ホルモン　　血中コルチゾール

血中メラトニン

1日の時間経過　12　　18　　24　睡眠　6　　12

資料／『やさしい生理学』（森本武利・彼末一之著、南江堂）

臓器や、脳の視交叉上核以外の場所など、体中に体内時計が存在することが分かってきています。

この体内時計による内因性リズムに合わせて分泌されるホルモンとしては、メラトニンやコルチゾールが挙げられ、これらは睡眠、覚醒の影響をほとんど受けません。

メラトニンはまさに睡眠ホルモンの代表格で、睡眠時のタイミングで分泌が増加します。コルチゾールは覚醒時のタイミングで分泌が増加します。睡眠時のタイミングで分泌が増加するように見えますが、実はそうではないのです。そこで、両者は一見、睡眠覚醒と相関しているように見えますが、睡眠はメラトニンを誘発しません。確かに、メラトニンは睡眠を誘発しますが、覚醒がコルチゾールの分泌をもたらすわけではないのです。両者はあくまで内因性リズムに合わせて分泌されます。

一方、外因性リズムに分泌が影響されるホルモンとしては、アンチエイジング・ホルモンである、成長ホルモン、プロラクチン、テストステロンなどが挙げられます。

ところで、私たちの生活の中では、この睡眠覚醒リズムと内因性リズムがバラバラにずれて解離してしまうことがあります。その典型が時差ぼけです。最近の研究によると、この睡眠覚醒リズムと内因性リズムの解離は慢性疲労症候群や学生の不登校などの現象とも、相関関係があることが判明してきました。

困ったことに、体内時計が作り出すリズムは、24時間より少しずれているため、そのままにしておくと、外界の昼夜リズムから徐々にずれてしまうことになります。それを防ぐため、体内時

計を昼夜リズムに合わせる必要がありますが、その際、最も有効なのは光に当たることと考えられています。私たちは毎朝、しっかりと日光を浴びることによって、体内時計をリセットしているのです。

睡眠も〝老化〟する

個人差がありますが、30歳代後半頃から眠れなくなる、眠りが浅くなる傾向を示す人が増えてきます。さらに夜中にたびたび目が覚めたり、早朝に目が覚めたりするなど、加齢に伴う睡眠の質の劣化現象が起こります。これは睡眠の老化現象なのです。

主な原因は、脳の機能の老化に伴い、脳内で産生分泌される眠り誘発ホルモンであるメラトニンの産生が低下するためと考えられています。一般的にメラトニンの産生量は10歳代がピークとなり、その後減少し、40歳代では何と10歳代の時の20％以下まで低下するという研究結果があります。このため、年をとるとともに若い頃のように爽快な睡眠ができなくなるのは仕方がないことともいえます。

しかし、このような睡眠の老化メカニズムを知らないままでいると、睡眠が浅くなった

り、眠りにくくなったりすることに対して必要以上に悩み、考え込んでしまうことになります。そして、悩み自体が精神的にストレスとなり、ますます眠れなくなってしまいます。

人によっては安易に睡眠前の飲酒を増やして眠ろうとしたり、睡眠薬を使用したりしてしまい、ますます悪循環に陥ってしまいます。大切なことは、睡眠の老化現象は自然なものだと割り切ることです。そうすれば、眠りにくいことに対するストレスは軽減され、結果的には、良質な睡眠への近道となるのです。

生理的な睡眠の老化現象があるからといって、年をとったら絶対快適な睡眠ができなくなるわけではありません。ただし、加齢と共に睡眠ホルモンの分泌が減る傾向を示すことは事実なので、そんな状況で快適な睡眠をとるためには、睡眠ホルモンの分泌低下を補う生活習慣を身につければよいのです。

睡眠環境の整備や、睡眠ホルモンの分泌を少しでも多く促すための運動、食習慣の改善、生活習慣の改善などです。日ごろの生活のちょっとした工夫で、快適で有意義な睡眠を得ることができるようになるものです。

さて、それでは実際に、健康と若さを保つ睡眠法の法則を伝授していきましょう。次の5つの法則を順番に説明していきます。

健康と若さを保つ睡眠法5つの法則

① 睡眠は7時間を目安に微調整
② 日中の適度な運動と規則正しい食事、よいメラトニンは日光浴で
③ 就寝前のアルコールは禁物
④ トリプトファンを含む食品を摂る
⑤ 睡眠のためのコンディションを整える（音楽、アロマ、ぬるめの風呂など）。

睡眠は7時間を目安に微調整

皆さんは1日何時間睡眠をとっていますか？　どれくらい睡眠時間をとればいいかご存知ですか？　寝れば寝るほどアンチエイジングには有効だと思いますか？

とても参考になるアメリカの研究報告があります。睡眠時間と寿命の関係を調べた研究で、1982年から6年間、30歳から102歳までの男女110万人にアンケートを行い、その後その人々を追跡調査したというスケールの大きいものです。

その結果によると、最も死亡率が低く、長寿であったのは睡眠時間が7時間の人々でした。睡眠時間がそれより短かった人々は死亡率が上昇しましたが、興味深いのは、睡眠時間が7時間より長かった人々も死亡率が上昇していたことです。7時間の場合と比較した死亡率は左記のとおりです。

3時間30分〜4時間30分……15％以上高い

8時間30分……15％高い

この統計から考えると、ヒトの睡眠時間は7時間がベストで、それより短くても長くもよくないという結論になります。

私の勤めるハーバード大学医学部附属ブリガム・アンド・ウィメンズ病院の統計によると、心臓病にかかったことのない7万1617人の女性を調査したところ、8時間の睡眠時間の人々の心臓病発生率を100％として、ほかの睡眠時間の人々について左記の結果が得られました。

睡眠時間と死亡率の関係を調査した最近のアメリカの研究によると、やはり7時間の睡眠時間だった集団が最も死亡率が低く、睡眠時間がそれより多くても少なくても死亡率が上昇したと結論づけられています。

5時間以下……182％
6時間以下……130％
9時間以上……137％

一方、日本で行われた睡眠に関する意識調査では、必要な睡眠時間には個人差が大きく、5時間でも十分と答えた人、9時間でも不十分と答えた人などさまざまでしたが、ベッドにいる時間が6時間を切ると睡眠不足を感じる方が圧倒的に多くなることが分かりました。

同じ人でも場所や季節、毎日の活動内容、前の日の睡眠時間などによって睡眠時間は変動しますが、若さを保つ、という観点から総合的に考えると、7時間という睡眠時間が最適な睡眠時間の基準の目安となることが分かります。

ただし、睡眠は質が重要です。ただ漫然と7時間寝るのではなく、寝つきがよく、途中

で目が覚めず、気分爽快に起きられるような質を保った睡眠を7時間とることが大切なのです。

質を保った上で、八分目くらいの睡眠時間が若さを保つには最適ということです。まさに、最初に述べた"**バランスと質の良い八分目の生活習慣実践が若さを保つ**"、という法則に合致するものです。

同時に、人それぞれで睡眠サイクルに違いがあることから、必要な睡眠時間にも多少個人差が出てきます。それについては昼間の活動の際の眠気に応じて多少の微調整をする必要があります。7時間を基本にして、普通に日常の仕事や雑用をこなして、暇ができた時や気を抜いた時などに眠くなるかどうかで、各自睡眠時間を微調整していくとよいでしょう。日中にそのような症状がなく快適な生活を営めるのであれば、それがあなたにとってはベストな睡眠時間といえます。

日中の適度な運動と規則正しい食事、日光浴でよいメラトニンを

睡眠をとるのは夜の時間帯ですが、質の高い睡眠をとるプロジェクトは朝起きた時から

はじまります。その理由は、良質の睡眠は体内時計のリズムに少なからず影響を受けるからです。メラトニンという脳の中の松果体で作られる睡眠ホルモンも体内時計リズムの制御を強く受けます。また、**メラトニンは昼間に日光をより多く浴びることにより、夜にその分泌が活性化されます。**最近の研究ではメラトニンのもとになる時計遺伝子（mPer1）があることが分かってきていますが、これは眼から入る光に対して感受性が強く、日中に多く発現し、夜中には抑制されることも分かっています。

まずは毎朝規則正しい時間に起き、日光を浴びて体内時計をリセットして、1日3食を規則正しく摂る生活習慣を心がけましょう。そして、昼間は、可能な範囲でしっかり日光を浴びることです。

人は寝ている間にとても大切なホルモンを分泌します。その一つがヒト成長ホルモン（human growth hormone：HGH）です。ヒト成長ホルモンは脳内の下垂体から分泌され、それが肝臓に運ばれてIGF−Iというホルモンに変換され、全身に作用します。ヒト成長ホルモンはその名のとおり、ヒトの成長期の体の成長に関与します。そのほか、免疫系の調節や、新陳代謝、エネルギーの代謝など体のさまざまな部分の制御に深く関わっています。若さを保つという点でも、とても重要な役割を果たすホルモンです。**その成長**

ホルモンの約70％は睡眠中、特に入眠後1〜2時間のノンレム睡眠のときに分泌されるという研究結果があります。ということは、いかに熟睡するかが重要なわけです。

また、成長ホルモンの分泌は20歳くらいをピークにして、年齢と共に減少していきます。生理的な分泌量の目安として、40歳では20歳の頃の半分に、60歳では4分の1にまで減ってしまうことが分かっています。成長ホルモン分泌の日内変動を見た場合、やや激しい運動をした時や、アミノ酸やたんぱく質を摂った時、そして、睡眠時に多く分泌されます。

ただし、激しすぎる運動は逆にフリーラジカルを生み出すことになってしまい、それを続けると、若さを保つという意味では良くないといえます。

そこで睡眠中に最も適切に成長ホルモンを分泌するためには左記のパターンがベストと考えられます。

① 習慣的に適度な運動を行う
② 3食を規則的にバランスよく、良質のアミノ酸やたんぱく質を十分に含んだ食事を摂る
③ 寝る前2時間は食べない
④ できるだけ22時から24時の間にベッドに入るようにする

また、睡眠中にはメラトニンというホルモンが分泌されます。メラトニンは睡眠ホルモンの一種で、睡眠誘導の作用を持つことでよく知られています。

一般的に、日内リズムの安定した環境下では、午後9時ころより分泌が始まり、早朝4時ころにはピークを迎え、午前9時ころには分泌がなくなるものと考えられています。人間は体温が低下すると眠気を感じますが、メラトニンには体温を下げる作用があり、これがより一層睡眠を促すことにつながるわけです。実際、脳の温度に比較的近い鼓膜温を測定すると、睡眠直前に比べ、起床直前には約1℃温度が低下するという報告もあります。

このほか、このメラトニンには抗酸化作用、免疫活性化作用、発癌抑制作用、精神安定作用、抗スト

■図6／メラトニン分泌の日内変動および加齢に伴う変化

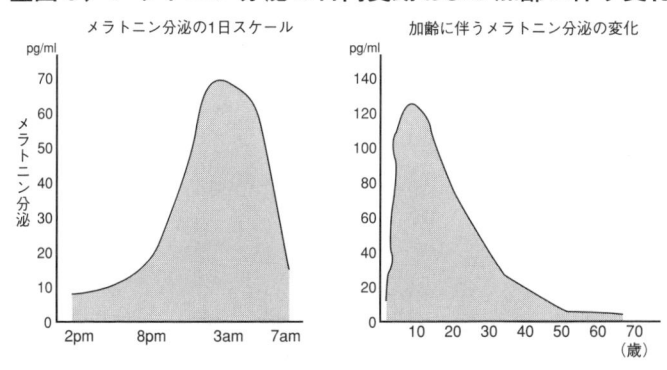

メラトニン分泌の1日スケール

加齢に伴うメラトニン分泌の変化

資料／Klatz R:Seven Anti-aging Secrets.Elite Sports Medicine,Chicago,1996.より

レス作用、抗うつ作用などがあることも分かっており、まさに若さを保つために不可欠なホルモンといえます。

メラトニンの抗酸化作用は非常に強力で、フリーラジカル除去能力を大いに発揮します。これによってフリーラジカルによるDNAの損傷や細胞の損傷が防御されます。また、メラトニンは免疫細胞の一つであるT細胞を生成する胸腺という組織を刺激することにより、免疫を活性化することも分かっています。そのため、夜寝ている間に体の自然治癒力が高まるのです。これがぐっすり寝ることによって、風邪などの病気も治りやすくなるということの理由の一つです。太陽光に含まれる紫外線が皮膚老化を引き起こすという矛盾点もありますが、化粧品などでうまく紫外線をプロテクトし、適度に日光浴をすることがメラトニンの分泌を促すことになり、真に若さを保つことにつながるのです。

一方、明け方になり、目覚めに向けて脳が準備の段階に入ると、今度は副腎皮質ホルモンの分泌が活発になってきます。副腎皮質ホルモンはヒトを活性化するホルモンで、起床して活動するにあたって重要な役割を担います。そして、それとともにメラトニンの分泌はストップするわけです。このほか、睡眠中には同じく睡眠ホルモンの一種であるプロス

タグランジン$D_2$や、成長ホルモン、プロラクチンなど、種々の大切なホルモンが分泌され、どれも体内で重要な役割を担っています。しかもどれも若さを保つ意味では不可欠のものばかりです。

## 睡眠ホルモン・プロスタグランジン$D_2$はアンチエイジング・ホルモン

【ハーバードの研究現場から⑮】

私がハーバード大学で行っている研究の一つに、プロスタグランジン$D_2$というホルモンについてのものがあります。これは「睡眠ホルモン」と呼ばれており、最も強力な睡眠誘導作用があるホルモンの一つであることが分かっています。その秘密はプロスタグランジン$D_2$の働き方にあります。

私たちの脳は大きく"眠る脳"と、"眠らせる脳"に分けられます。プロスタグランジン$D_2$は、脳を包むクモ膜と脳室内の脈絡叢というところで産生され、脳脊髄液の中へと分泌されて、睡眠ホルモンとして脳内を循環します。ここが脳を眠らせる役割を果たす脳の部位であり、いわゆる"眠らせる脳"といえます。つまり、"眠る脳"である脳の実質に対して、"眠らせる脳"として機能するクモ膜下腔、脳室などでプロスタグランジン$D_2$という睡眠ホルモンは中心的役割を果た

します。しかも、ハーバード大学での私たちの研究などにより、プロスタグランジン$D_2$には抗動脈硬化作用など一種アンチエイジング・ホルモン的な役割やメタボリックシンドロームを悪化させる因子を低下させる作用も確認されてきています。

人の体は熟睡中もアンチエイジング・ホルモンを産生することによって、翌日のために、体のコンディションを整えているのです。それらのホルモンは、生理的には日内リズムの中で、しかるべき時間帯にしかるべき場所で働くようにプログラムされています。

この仕組みを理解すると、精密に作られた人体のメカニズムの神秘が分かるとともに、いかに正しく良質の睡眠をとることが若さを保つのに重要かということがわかります。

最近、30代、40代の働き盛りの方のなかに、頭が重い、体がだるい、疲れやすいなどの不定愁訴で外来に来られる患者さんが増えています。私の専門は内科なので、まずは内科的な疾病の有無を十分に診察し、隠れた内科的な疾病を発見することも多々あります。

しかし、ここ数年、明らかな内科的素因がないにもかかわらず、そのような訴えをする患者さんが増えているのです。そして、そのような患者さんに共通する印象は、年の割に老けこんでいる、ということです。

そういう方々の生活習慣などの背景をお聞きしていくと、よく眠れない、という共通点があったのです。

眠りは、ただ体を休めるだけでなく、脳と体の恒常性を維持し、私たちの健康や若さ、そして美しさをも保ってくれる大切な営みなのです。

● アンチエイジング・ホルモンを上手に産生させる睡眠法とは？

私たちの体は、睡眠中にホルモンのバランスを日中とは変え、体の修復を行い、翌日の生活に備えて準備を行っています。このような背景から、私は体内のホルモンに着目し、寝ている間にアンチエイジング・ホルモンを上手に産生させる、という観点から最適な睡眠法を探りました。

この場合、睡眠法といっても、生活リズム、食事内容、運動、生活スタイル、睡眠環境など、暮らしの中で多岐にわたる調整が必要です。しかし、それらの方法を患者さんに実践していただいたところ、不眠だけでなく、内科的な疾患も改善傾向を示しました。

たとえば、45歳の女性で、血圧が145/95mmHg前後と高血圧の範囲を示しました。この方の場合、いわゆるメタボリックシンドロームの状態でしたが、不眠を改善することで、血圧が10％以上低下し、完全に正常な血圧の範囲に戻り安定しました。この方の場合、生活習慣の改善をもたらし、結果的にメタボの方も完全に改善するに至りました。さらに、その実践によって、誰もが30代と見間違えるまで、外見的にも驚くほど若返ったのです。

36歳の不眠傾向の男性の場合、同様の指導を根気強く行うことによって、適切な睡眠をとれるようになったのみならず、高血圧傾向を示していた血圧は15％程度低下しました。この方の場合、

IT系の企業の方でしたが、睡眠を中心とした生活習慣の改善によって、仕事でのミスが大幅に減り、眼精疲労や肩の凝りなどの現代人特有の症状もすっかり改善するに至りました。当然、自分に自信が出てきて、見た目も明らかに若返ったことは言うまでもありません。

最先端の臨床の現場で、このような例を数多く経験しています。

この睡眠法は私自身も実践するように心がけています。その結果、年に何度も欧米と日本を行き来する過酷な生活をしているにもかかわらず、全身検査所見では、異常値は全くなく、時差による不眠もほとんどない状態で、快適な毎日を過ごすことができています。

病気の治療にあたって、睡眠にまで気を配られることはあまりないと思いますが、私の診療では、予防医学に力を入れるべきこれからの時代を先取りしたものだと信じています。

は可能な限り、そのような生活習慣にまで踏み込んだアドバイスを行うようにしています。これ

## 就寝前のアルコールは禁物

いくら睡眠が大切と分かっていても、日々のストレスや緊張の中で、なかなか寝付けないということもあるかと思います。そのような場合、みなさんはどうしていますか？

眠れない時にお酒を飲んで寝るという方は、多いのではないでしょうか。また、お酒を飲んでもなかなか寝付けず、ますます深酒になり、悪循環になってしまうというパターンもあるでしょう。就寝前にお酒を飲むことは良質な睡眠を妨げる行為なのです。

アルコールは一見眠気を誘いますが、これが大きな間違いの元です。アルコールによって導かれる睡眠はレム睡眠であり、ノンレム睡眠に至らない、いわば浅い眠りになります。つまり、**アルコールを飲むと一見眠りやすくなる錯覚**をしますが、それは入眠時だけで、その後、**本当に必要な熟睡の領域まで到達することがない**のです。さらに飲みすぎた場合は、脳が興奮状態になります。そうすると脈拍数が上がり、どんどん眠りが浅くなるのです。

また、睡眠中に肝臓をはじめ、消化器系の臓器がアルコール分解のためフル稼働状態になり、全身の臓器は全く休まりません。また、途中で目が覚め、さらにアルコールを摂取する量を増やせば、雪だるま式の悪循環に陥ります。

これでは脳や体が十分に機能を回復することができず、何よりアンチエイジング・ホルモンの十分な分泌には至りません。脳も体も回復することなく翌日を迎え、若さを保つこととと逆行する行為といえます。

さらに、アルコールは神経と筋肉の機能を麻痺させる作用があるため、就寝前に飲むと、舌や喉を支えている筋肉を弛緩させてしまいます。そうすると舌の付け根が喉の方に落ち込んで、いびきをかいたり、無呼吸状態を引き起こしたりします。これらも体にとってよくありません。若さを保つどころか、全身で老化を進めることになりかねません。

つまり、アルコールで眠りについても、せっかくの眠りの意味が半減してしまうのです。適量のアルコールを飲むことはストレス発散などには良いかもしれませんが、それはディナーの時にとどめるのが良いでしょう。もし何か飲みたい場合は、緊張や不安を和らげる作用があると考えられているカモミールティーやミルクなどを飲んでみるといいかもしれません。

**眠る前2時間以降は食べ物を口に入れないことも大切です。**それ以降に食べると、消化が睡眠の妨げになります。また、コーヒーなどに入っているカフェインは、4、5時間効果を発揮するので、ベッドに入る5時間前以降は飲まないようにしましょう。

# 不眠には睡眠薬より心理療法

## 【ハーバードの研究現場から⑯】

ハーバード大学の心理学者グレッグ・ジェイコブス博士は「不眠には睡眠薬より心理療法が良い」という研究結果を発表しました。これは不眠に悩んでいる人々について、睡眠薬投与で治療する集団と、心理療法を施して治療する集団と、両者を比較検討した研究です。

具体的には、不眠の悩みを抱える63人の被験者を睡眠薬投与集団、心理療法集団、両方を施す集団、そして偽薬投与集団に分けて解析しました。

心理療法の方法は、まずはじめにストレスの原因を認識させて、それを避けずに果敢に挑戦するようにします。その上で、抱えている問題を別の考えに転換するようにトレーニングさせるという認知行動治療法が行われました。この治療法によって、心理療法集団では入眠までの時間が治療前の約50％近くも短くなり、30％弱しか短縮しなかった睡眠薬投薬集団を大きく上回る結果でした。

これは一つの例ですが、たとえ不眠症と思っていても、その原因はちょっとした日ごろのストレスにあることも少なくありません。生活スタイルを見直すだけで、意外と快適で良質な睡眠が得られるものなのです。

## トリプトファンを含む食品を摂る

先ほどご説明した、メラトニンは、脳内の松果体という内分泌器官で、トリプトファンというアミノ酸を基にして、セロトニンという神経伝達物質を経て合成されます。そこで、トリプトファンを摂取すれば、間接的にメラトニン産生量を増加させることができます。

トリプトファンは私たちの体の中で合成することはできないので、トリプトファンの体内での量を増やすためにはトリプトファンを含む食品を摂取する必要があります。その代表的なものが牛乳です。大豆、ゴマ、くるみ、ピーナッツ、カッテージチーズなどにも含まれています。また、バナナにもメラトニン様物質が含まれているということが分かっています。快適な睡眠のために、これらの食品を日中にうまく取り入れることも大切です。

## 睡眠のためのコンディションを整える

よい睡眠のためには、心地よいα脳波を誘発するような音楽を聴いたり、精神を安定させるアロマでお部屋を包んだりする、良い睡眠環境作りも大切です。寝る前に、熱すぎな

いお風呂に入り、簡単なストレッチをして体をほぐすことも血行を良くして心地よい眠りを誘うことにつながります。そして、ちょうど体温が下がる頃に眠気が促されることになります。また、**睡眠に入る際に、右上腹部をしっかり温めることが大切です。その理由はこのあたりには肝臓が存在するため、このあたりを温めることによって、肝臓でのトリプトファン産生が増加するからです。**

また、寝室のコンディションを整えることも大切です。質の良い睡眠を確保するための睡眠環境の3大要素には光、温度・湿度、音があると考えられています。そんな睡眠環境の整備として、まず朝まできっちり熟睡できるように、完全遮光カーテンをつけて、部屋を真っ暗にして寝ることもお勧めします。アイマスクを着用して光を遮断することもかなり有効です。温度は25℃、湿度は50－60％が理想的です。音は一定のリズムで刺激にならないものが良いと考えられます。

寝具や枕も自分に最適なものを選ぶことが大切です。ベッドは寝返りが楽に打てるくらいのスペースが必要です。人は一晩に20回くらい寝返りを打つのが最も健康的なのです。もし十分なスペースが確保できず、同じ姿勢で寝続けると、全身の血管や筋肉が硬くなってしまい、血液の循環が悪くなり、発汗・新陳代謝などの状態が悪化してしまう可能性も

あります。しかも、それは1日だけの問題ではないので、積もり積もって大きな問題となりかねません。

枕はただ頭を乗せる物ではなく、実は首と首の中を通る血管などをしっかり保護するという機能も果たしているのです。ですから、自分に合った高さと硬さの枕を選ぶことが最も大切です。脳はその機能を維持するために、常に多くの血液を必要としています。たとえ睡眠中であっても、首の中の頚動脈を通って多くの血液が脳に流れ、脳の活動を支えているのです。そのような重要な活動を支える大切なツールですから、枕選びは慎重にした方がいいでしょう。熟睡でき、かつ脳に十分な血液を養うという視点から最適な枕を選びましょう。ヒトによって体格も違うので、ここで的確なアドバイスはできませんが、基本的には、翌朝、頭頸部や肩の不快感がなく、熟睡できるという基準で選びましょう。

眠る前に、パソコンを使ったり、テレビやビデオを観たりする人も多いと思いますが、これらのディスプレイは想像以上に視神経を刺激するため、眼を冴えさせてしまい、良質な睡眠にとってよくありません。睡眠前は、刺激の少ない読書くらいにしておきましょう。

ここで大切なことは、人は自分の意思で起きていることはできても、自分の意思で眠ることはできないということです。睡眠はあくまで体が眠りに入るのであって、眠ろうとい

う意識で眠るのではありません。眠ろうとする意思が過剰になると、それが刺激になって逆に眠れなくなります。翌朝仕事やテストで早起きしなくてはならなくて、眠ろうと意識するほど眠れなくなったということは、きっとどなたも経験済みでしょう。

スムーズに眠りたいなら、体から自然に眠れるように、体を心地よく疲れさせ、体が目覚めてしまうような刺激は一切絶ち、眠りにつける条件・環境を整えることが最も大切なのです。

昼間ー夜の入浴前までの間で適度な運動を取り入れることによって、夜、体が入眠しやすい状態となります。仕事の合間を見つけて、適度に運動を取り入れてみましょう。ある いは、夜の入浴前にちょっとした運動を習慣化することも良い方法です。

基本的に体が夜に眠りを欲する時間は朝起きた時間によって決まると考えられます。通常だと、朝、太陽の光を浴びて体内時計をリセットした後、15時間後くらいに眠りの準備タイムが訪れると考えられています。心地よい眠りを求める場合は、そこから逆算して理想的な入眠時間を決めるのがベストと言えます。逆に朝寝坊した夜が眠りにくいのは、こうした体の生理的な機能によるものなのです。そのような場合は多少眠れなくても仕方ないと開き直るくらいの方が後の睡眠に響かなくていいかもしれません。また、朝寝坊は最

適な睡眠習慣を維持するという意味では良くないということが分かります。

一方、食後などの昼寝は体本来の機能のバランスを整えるという意味でお勧めですが、夜の睡眠開始時間に影響を及ぼさないように、1回15分までで、15時以降は厳禁です。

さて、若さを保つための最適な睡眠を確保する、ということを第一の目標にして、良質な睡眠をとる方法と注意点を書きましたが、これらのアイデアを参考に、あまり気張り過ぎずに、生活習慣を少し改善すれば、意外とよく眠れるようになると思います。今日から若さを保つのに最適な睡眠ライフを送ってください。

## "徹夜より睡眠"で暗記力アップ

【ハーバードの研究現場から⑰】

睡眠は頭も良くするのです。急にそういわれてもにわかには信じられないでしょう。ところが、ハーバード大学の研究者が最近（2007年）、記憶は睡眠によって補強されることを実験で証明したのです。

この実験は、18〜30歳の健康な男女48人を対象に、20組の単語を記憶してもらって、12時間後にそれらの単語の組をどれだけ覚えていられるかというものです。

124

睡眠をきっちりとる群（夜9時に記憶後睡眠に入り、朝9時にテストをする睡眠組）と、睡眠をとらない群（朝9時に記憶後寝ずに起きたままでいて、夜9時にテストする覚醒組）に分けて、両方の群を統計的に比較したのです。さらに、それぞれの群の半数の人には記憶後に、テスト対象とは違う20ペアの単語を見せ、いったん覚えた記憶を妨げました。

妨げのない場合で、睡眠群の成績は覚醒群より記憶結果は12％良い結果となりました。妨げた場合では、何と睡眠群の成績は覚醒群より記憶結果が44％も良かったということです。

また、まとまって寝ることが記憶の定着に大切であるという研究結果もあります。ハーバード大学ロバート・スティックゴールド教授らは、数年前に多数の被験者を使って、睡眠時間を制限することにより、時間ごとに記憶の定着の差異を見る実験を行いました。これによって、睡眠時間と記憶力の相関を調べたのです。その結果、記憶力を高めるためには、最低でも6時間の睡眠時間が必要という結果が出ました。そして、結論としては、睡眠時間が7.5時間のグループが最も記憶力が高まるという結果になったのです。

短期記憶は脳の海馬という部分に一時的に記憶されることが分かっています。つまり、ヒトは何かを覚える場合、まず海馬という部分に一時的に記憶し、それを大脳皮質のあちこちに移して長期記憶として固定するのです。実は、この短期記憶から長期記憶への移行という過程が私たちの睡眠中に行われているのです。

ごく最近（2008年）のドイツ・デュッセルドルフ大学のラールらの研究では、ほんの6分間の睡眠でも記憶が強まることが分かりました。ラールらは、ヒトの脳では、意識を失う時に、記憶を定着するための何かが起こっているのではないかと考えています。

脳の細胞は基本的に増えませんが、海馬という部分の神経細胞は何らかの刺激によって増加するということが分かっています。海馬の神経細胞を増やして短期記憶能力を高めるには、前向きで、刺激的な生活が良いと考えられていますが、そこで得た記憶をしっかり自分のものとして定着させるには正しい睡眠が不可欠なのです。

このように、現代ではいろいろな側面からいかに睡眠が私たちの脳の活動にとって重要かということが科学的に検証されつつあります。今、徹夜してでも仕事やテスト勉強を頑張ろうとしているあなたは、その前にきちんと眠った方が、結果的には業績やテストの成績が良くなるかもしれません。

## "就寝は午前0時まで"で美肌を作る

【ハーバードの研究現場から⑱】

睡眠不足になった翌日などには、眼の下のクマやニキビ、吹出物、シワ、クスミ、テカリなどが気になるものです。これらは睡眠不足に伴う肌代謝の乱れ、免疫機能の低下、そしてホルモン

バランスの乱れによるものです。そのメカニズムは次のとおりです。

皮膚は表面から表皮（角質層、顆粒層、有棘層、基底層）、真皮（乳頭層、乳頭下層、網状層）、皮下組織の３つの層にわかれています。一般的に、健康な肌（表皮）はターンオーバー機能によって、平均４週間周期で新しい肌に生まれ変わっていきます。しかし睡眠不足などが原因でこの４週間の周期が遅れると、古い角質層が残ったままで、肌表面が固くなってしまいます。これが積み重なると、結果的にシワの原因ともなります。また、睡眠不足が続くと、肌の内部の基底層で生まれて段々表面へと押し上げられてくるべき細胞の足並みが揃わなくなり、肌表面の細胞構成が不揃いな状態になってしまいます。それが結果的に肌表面の陰影となり、クスミとなってしまうのです。

肌代謝は私たちが眠っている間に行われます。個人差もありますが、特に肌代謝が活性化される時間帯は、私たちが眠りについてから約３時間のノンレム睡眠の時間帯だと考えられています。特に、体内時計のリズムから考えると、この時間帯が22時から真夜中の２時くらいに入っていることが理想的と考えられています。ノンレム睡眠は、深い眠りのことで、この間に肌代謝を促進する成長ホルモンがたくさん分泌されることになるのです。

成長ホルモンの分泌自体は20歳ぐらいから徐々に減少傾向になってしまいますが、睡眠をはじめとした、日常生活のちょっとした工夫で、分泌を促すことが可能です。若さを保つためには、

できるだけ自分の体からたくさん成長ホルモンが分泌されるような環境を作ることが大切であり、そのためには、できれば午前0時までに、上手に深い眠りにつくことが大切なのです。

このほか、体の免疫機能は熟睡している間に回復するため、睡眠不足が続くと免疫機能が低下します。免疫機能低下の影響が肌に出ると、ニキビや吹き出物ができたり、いったんできたニキビや吹き出物が悪化しやすくなったりします。

さらに、睡眠不足に伴う体調不良により全身のホルモンバランスも崩れます。体質にもよりますが、ホルモンバランスの乱れによって男性ホルモンの分泌が優位になってしまうと、肌質が脂性に傾いてしまうこともあります。脂性に傾いてしまった肌質は、肌のテカリという症状となって現れてしまいます。

睡眠を削って長時間起きていると、空腹を感じるためのグレリンというホルモンが分泌され、逆に痩せる方向に働くレプチンというホルモンが効かない状態になってしまい、食欲を抑えきれなくなり、結果的に食べすぎにつながります。寝不足の時に暴食をしてしまった経験のある方はこのような体のメカニズムが原因なのです。理性を働かせて食欲を抑えても、ホルモンバランスの崩れに伴って基礎エネルギー代謝が低下してしまっているため、予想外に脂肪がついて太ってしまうことになります。

このように、睡眠不足はさまざまな理由で、いろいろなタイプのお肌のトラブルや肥満などの

原因となってしまうのです。ぜひとも健康的な睡眠を心がけて、お肌の若さを保ち、美しくなってください。

## 第四章

## 運動で増やすアンチエイジング・ホルモン

## 若返りと脳力アップ——運動の底力

運動は、健康的な生活を営む上で大切だとは分かっていても、日々の生活の中で積極的に取り入れて実践している方は少ないのではないでしょうか。ここでは、まずなぜ運動が健康、そして若さを保つために大切かを医学的に考えてみます。

運動は体内のホルモン分泌に少なからず影響を及ぼします。ハーバード大学などの研究によると、運動をしている人では成長ホルモンやテストステロン、デヒドロエピアンドロステロンなど、若さを保つのに重要なアンチエイジング・ホルモンの分泌が明らかに高値を示します。

成長ホルモンは、文字通り筋肉や骨を成長させるホルモンで、特に成長期の子供には重要です。成長ホルモンは成人になっても作られ、筋肉や骨を作ったり、栄養を体の組織に変換したり、血糖値をコントロールしたりするなど、私たちの体を若々しく保つためのさまざまな役割を果たしています。まさにアンチエイジング・ホルモンと呼べます。

また、**成長ホルモンは肝臓を刺激することによってIGF-1（インスリン様成長因**

子-1）という物質を分泌させます。IGF-1は加齢とともに減少してしまうことが知られており、老化を示す一つの指標としても用いられる因子です。

IGF-1は脳内の記憶に関係している海馬という部分の神経細胞を増殖させます。海馬は大脳辺縁系の一部で、小指大の組織です。海馬の神経細胞が増えると記憶力が増強されると考えられています。したがって、**運動をすると筋力がアップするだけでなく、脳の働きもアップすることになるわけです。**

### 筋肉をつけると、食べても太りにくい

運動は、ダイエットへの最も良い近道としても重要です。習慣的に運動を行うことで、ただ体重を減らすだけではなく、魅力的にダイエットができるのです。その理由は、運動を取り入れることにより、バランス良くカロリーが消費されるばかりか、あなたの体内でたくさんのアンチエイジング・ホルモンが作り出されるようになるからです。

また、**運動で適度に筋肉をつけると、筋肉によりカロリーが消費され、食べても太りにくくなるという良い循環が生まれます。**筋肉は安静にしていてもかなりのエネルギーを消

費する性質を有するため、安静時の代謝率が上昇し、基本的に痩せやすい体質になるのです。

逆に運動をしないで食事だけのカロリー制限で痩せようとすると、本来体が必要としているビタミンやミネラルが大幅に不足してしまうことにつながり、次第に全身の筋肉が委縮してしまって、脂肪の比率も増え、結局のところ痩せにくい体質へと変貌してしまいます。

特に30歳以降の女性の場合、女性ホルモンの分泌がピークを過ぎてくるため、普通にしていても筋肉量が減りだしし、同時に基礎代謝も低下します。気がつくと、食べても太らないと思い込んでいた体質から、自然と食べたものがすべて脂肪になるくらい脂肪がつきやすい体質に変わってしまうこともあります。

さらに運動不足のためにアンチエイジング・ホルモンも不足している状態で、不自然にカロリー制限だけで痩せようとすると、肌は荒れ、全身的なプロポーションも不自然となってしまいます。たとえ痩せることができたとしても数字上だけで、見た目は全く不健康で美しくなくなってしまうのです。

## 日常生活で無理なく運動を

 運動と一言で言っても、普段習慣にしていない方は、さて何からしよう？　いつから始めよう？　などと考えているうちに、結局先送りしてしまった経験があることと思います。

 日本の現代社会では、忙しさにかまけて、体を動かす機会を逃してしまっている方がかなり多いと思いますが、そういう方々こそ、強い意志を持って、自分で決めた運動の時間を生活に少しでも取り入れることが必要です。

 **アメリカではより多く責任がふりかかるビジネスマンほど時間を効率的に使い、しっかり運動の時間を日常生活に取り込んでいます。**ニューヨークのウォール街でもオフィスとオフィスの間にスポーツクラブがあり、多くのビジネスマンが思い思いに時間を割いて汗を流している光景をみかけます。ハーバード大学でも本学はもちろん、医学部にも、研究所にも立派なスポーツクラブが併設されており、いつでも汗を流せるシステムが整っています。

 ハーバード大学卒業生の調査では、卒業後の運動量が多いほど、心筋梗塞などの冠動脈

疾患になる危険性が小さくなることも分かっています。

また、全身の持久力を示す指標となる最大酸素摂取量（私たちが単位時間当たりに酸素を取り込む最大量）は基本的に年齢とともに低下していきますが、運動を日常的に継続することによって持久系の筋肉を保てば、低下を少なく抑えられるという統計もあります。逆に、学生時代にスポーツマンだった人でも、卒業後に運動をやめると、その予防効果がなくなってしまうことも分かっています。

まず日常生活において、今日からでも運動を始めてみましょう。一つひとつが軽い運動でも、**軽い運動を定期的、継続的に行うと、体に必要以上の脂肪が沈着するのを防げます。必要以上の脂肪が沈着すると、免疫力の低下につながりますが、それを運動で防ぐことによって、免疫力の向上にもつながるわけです。**さて、それでは、運動を実践して若さと美貌を保つための法則をご紹介していきましょう。

健康と若さを保つ運動法５つの法則
① 週３回ウォーキング（有酸素運動）を30分以上
② 週２回15分のレジスタンス・トレーニング（無酸素運動）と

③ 運動の2時間前に炭水化物中心の食事
④ 最大心拍数の70〜85％を保つ運動と抗酸化食品や抗酸化サプリを補給
⑤ 顔の筋トレで、たるみ・シワ予防

3時間の休息。毎日の柔軟体操

週3回ウォーキング（有酸素運動）を30分以上

年齢や、普段の生活形態にもよりますが、1日おきに週3回、まずは有酸素運動として、1回30分以上ずつウォーキングないし簡単なジョギングをするのは手っ取り早い方法です。通勤などで、まとめて1回に30分以上ずつ歩く習慣ができている方はそれでも構いません。なぜまとめて30分以上のウォーキングかというと、歩くという運動が有酸素運動に切り替わる必要があるためです。

1日おきに週3回、という根拠は有酸素運動によって得られる血糖コントロールなどの効果は1回の有酸素運動で50時間程度持続するという研究結果があるからです。

少し難しいですが、有酸素運動というものを生化学的に述べると、体内のブドウ糖がク

エン酸を経て、TCAサイクル－電子伝達系の代謝回転によって、38個のATP（アデノシン三リン酸）を作り出すエネルギー経路を使う運動です。

ウォーキングを例にとると、はじめの数分から10分以内では糖質をエネルギーにした運動となりますが、その後10分程度で脂肪細胞から脂肪を取り入れてエネルギーにする運動に変わり、さらに10分程度経つと、糖質ではなく完全に脂肪が中心に燃焼し始めることになるのです。これがいわゆる有酸素運動となるわけで、その状態を続けるほど、全身の脂肪を燃焼させることになります。

ちなみに、日本人の体格から考えると、**成人男性では1日平均9000歩から10000歩のウォーキング、成人女性では1日平均7000歩から8000歩のウォーキングが推奨されます**。10000歩歩くには1.5時間くらいかかるため、歩く行為だけを目的としてクリアするのは難しいかもしれません。

そこで、通勤時間や職場での行動を少し改善して、できるだけ歩くようにするといいでしょう。足りない部分をウォーキング・トレーニングとして補う形にして、トータルで理想の歩数を確保するようにすると良いのではないでしょうか。

筋肉には短時間で強い筋力を発揮させる瞬発力系の速筋（白筋）と、持久力に関係する

遅筋（赤筋）の2種類があります。ウォーキングの場合、主に遅筋が鍛えられますが、加齢に伴う萎縮は速筋の方が顕著となります。後に説明するレジスタンス・トレーニングで速筋は鍛えられますが、ウォーキング中でも適宜スピードアップしたり、膝を高く上げるように意識して歩いたりすると、大腿の速筋を鍛えることができます。さらにお腹の中心から腰を回すイメージで、全身に躍動感を持たせるウォーキングを行うようにすれば、体の深部の筋肉をも同時に鍛えることができるようになります。このように、少し慣れてきたら徐々に歩き方にもバリエーションを持たせ、遅筋、速筋とも鍛えるようにすると、まさに一石二鳥といえます。

週2回15分のレジスタンス・トレーニング（無酸素運動）と3時間の休息。
毎日の柔軟体操

ウォーキングの次にぜひ行って欲しいのは、レジスタンス・トレーニングです。若さを保つためには、ウォーキングなどの有酸素運動だけでは不十分で、無酸素運動であるレジスタンス・トレーニング、そしてストレッチをセットでバランス良く行うことが大切です。

レジスタンス・トレーニングとは簡単にいうと骨格筋に抵抗（レジスタンス）をかけ、瞬発力系の速筋を鍛える筋肉トレーニングです。筋肉に負荷をかけて筋肉細胞を壊すので、破壊された筋肉繊維はアミノ酸に分解され、そのアミノ酸が成長ホルモン産出を促すのです。分泌された成長ホルモンは筋肉を修復し、スタミナ増加、脂肪分解促進、代謝促進、免疫活性化などさまざまなアンチエイジングの働きをするのが魅力なのです。

既に触れましたが、成長ホルモンはとても大切なアンチエイジング・ホルモンの一つです。体本来の能力を十分に引き出すという若さを保つ法則を実践するためには、成長ホルモンを十分に分泌させる状況を作り出す必要があるわけです。

ところで、速筋は遅筋と比べると加齢とともに衰えやすい筋肉で、特に下腿の太もも前部にあたる大腿四頭筋はとても減少しやすいので気をつけなければなりません。また、腰より下には全身の筋肉の70％以上が存在するため、この部分を鍛えると全身の血流やリンパ流がとても良くなります。**下腿をしっかり鍛えることがアンチエイジング・ホルモンをたっぷり分泌することにもつながるので、ぜひがんばってトレーニングしていただきたい**と思います。

さて、速筋を鍛える方法ですが、道具を用いず、簡単にできるものとしては、腕立て伏

post card

お手数ですが
50円切手を
おはりください

# 105-8455

東京都港区虎ノ門2-2-5
共同通信会館4F
株式会社角川マガジンズ

## 『身体革命』
### 読者アンケート係 行

お名前（フリガナ）

年齢　　　　歳　性別 女・男　　未婚・既婚　　子ども・孫　　人
ご住所 〒

電話　　　　　　　　　　　　ファクス

E-mail
ご職業　学生　会社員・公務員　会社・団体役員　自営業　医療者　主婦　無職
その他(　　　　　　　　　　　　　　　　　　　　　　　　　　　　　　)

購読雑誌(　　　　　　　　　　　　　　　　　　　　　　　　　　　　　)

購読紙　朝日　読売　毎日　日経　産経　その他・地方紙(　　　　　　　　)

## 読者アンケート

本誌をお買い上げいただきまして、ありがとうございました。
下記のアンケートにお答えください。ご回答をいただいた方の中から抽選で10名様に図書カード(500円分)をプレゼントします。

● この本を最初に何でお知りになりましたか?

　書店　友人・知人にすすめられて　雑誌
　その他(　　　　　　　　　　　　　　　　　　　　　　　　　　　　　　　　　　　)

● この本をお買いいただいた書店名をお書きください。

　(　　　　　　県　　　　　　市　　　　　　　　　　　　　　　書店)

● お買い求めの動機は?(複数回答可)

　1 タイトルにひかれて　2 デザインにひかれて　3 紹介記事を読んで
　4 その他
　(　　　　　　　　　　　　　　　　　　　　　　　　　　　　　　　　　　　　　　)

● この本をお読みになってのご意見・ご感想をお書きください。
　(　　　　　　　　　　　　　　　　　　　　　　　　　　　　　　　　　　　　　　)

● 気になる(知りたい)病気の症状・治療・予防法は
　(　　　　　　　　　　　　　　　　　　　　　　　　　　　　　　　　　　　　　　)

● いま、いちばん関心のあること、読みたいジャンルの本があれば
　お書きください。
　(　　　　　　　　　　　　　　　　　　　　　　　　　　　　　　　　　　　　　　)

● 実際に行っている健康法はありますか
　(　　　　　　　　　　　　　　　　　　　　　　　　　　　　　　　　　　　　　　)

ご協力ありがとうございました。

プレゼントの当選者の発表は、賞品の発送をもってかえさせていただきます。
なお、ご提供いただいた情報は、個人情報を含まない統計的な資料の作成と賞品の発送に利用いたします。その他の利用等詳しくは当社プライバシーポリシー
(http://www.kadokawa-mg.co.jp/privacypolicy/)をご覧ください。

せや、腹筋運動、短距離の全力疾走などがあります。当然、持続時間はわずかになりますし、個人差がありますが、とりあえずできる範囲から始めて、継続するように心がけましょう。ただし、レジスタンス・トレーニングでは、常にきつく感じるくらいの負荷をかけることが大切です。

ちなみに、筋肉量の維持のためには、週2回のレジスタンス・トレーニングが推奨されます。逆に頻回になりすぎても筋肉の回復が追いつかないため、良くありません。基本的には、レジスタンス・トレーニングでは約48～72時間、間をあけることが理想的といわれています。

レジスタンス・トレーニングでは、グリコーゲンなどの糖質がエネルギー源として消費されることになります。私たちの体は、1kgの筋肉をキープするのに1日あたりに5～100kcal以上が消費されるものと考えられています。そこで、脂肪のない筋肉を増やせば自然にカロリーが消費され、食べても太りにくい体質になるといえます。

30分以上続けて運動しないと脂肪は燃焼しないという説も聞きますが、医学的に言うと決してそんなことはないので、たとえコマ切れでも日々運動を継続することが大切です。

理想的には、15分程度のしっかりしたレジスタンス・トレーニングを行い、その後3時間はゆったりと休息をとり、十分な成長ホルモンの分泌を促すことです。トレーニングは、先ほども述べたとおり、全身の筋肉の70％以上が存在する下肢を中心に行いましょう。トレーニング後ゆったりとしている間に、アンチエイジング・ホルモンである成長ホルモンがたっぷりと産生されるのです。

逆に、定期的に筋力トレーニングを行わないと、加齢に伴って最大で、若い時の半分以上も筋力低下が起きるという報告もあります。ぜひ、日常生活に筋力トレーニングを取り入れ、魅力的なプロポーションを保ってください。

レジスタンス・トレーニングの具体的方法をご紹介しましょう。

上半身の鍛え方
① できる範囲での腕立て伏せ
② 仰向けに寝て足を軽く固定し、上体を起こす腹筋トレーニング
③ うつ伏せに寝て足を軽く固定し、上体を反る背筋トレ

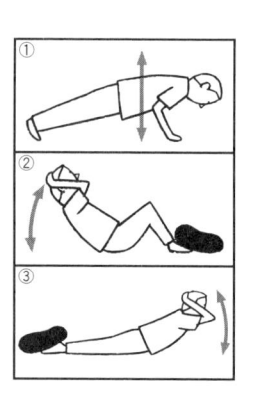

ーニングを自分に負担がかかり過ぎない程度の回数だけ行います。

目安は現状で少しきついと考えられる程度です。

下半身の鍛え方

① 椅子に手をかけて、足を肩幅に開き、ゆっくり膝を曲げて太ももに負荷をかける（スクワット）

② 椅子に手をかけて、足を肩幅に開き、踵をゆっくり上下してふくらはぎを鍛える

③ 体が前のめりで45度になる角度で椅子などに手をかけて、足を伸ばしたまま片方ずつ後方にあげ、それぞれ5秒間保つ

④ 椅子に座り、片足ずつ膝を伸ばしたまま持ち上げ、5秒間保つ運動を交互に行う

⑤ 椅子に座ったまま両足太ももに力を入れて両足を

143　第四章　運動で増やすアンチエイジング・ホルモン

⑥背筋を伸ばし、両手は下ろしたまま立ち、できる範囲で膝を曲げて中腰になる。姿勢はそのままで元に戻す

イラストで示したような一連の運動を、少しきついと感じる程度まで、週2回ほど行うことをお勧めします。徐々に筋力がアップしてきたら、各運動の回数を増やすようにして、負荷を増やしていきましょう。

レジスタンス・トレーニングは筋肉量を増加させ、成長ホルモンの分泌を促すことが主目的ですが、同時に体脂肪とコレステロールも減らすことができます。つまり、健康と若さを保ちつつ、メタボ対策にもなるわけです。体脂肪とコレステロールをも減らすことができる理由は、運動後の代謝率は有酸素運動に比べて、レジスタンス・トレーニングの方が高いからです。また、筋力がつくこと自体で代謝率が上がり、運動をしていない時でも体内に入ってきたエネルギーが燃焼しやすくなります。

最後に柔軟体操です。ストレッチを毎日行い、各関節をゆっくりと、可動域をいっぱいまで伸ばしましょう。もちろん、各自無理のない範囲で行いましょう。血行の良くなって

いる入浴後がお勧めタイムです。柔軟体操も毎日続けて行うことが大切です。日常生活だけでは、意外と関節動域をフルには使っていないですから意識的に行うことです。関節を使わないと、だんだん固くなってしまい、徐々に動く範囲が狭まってしまいます。そのまま放置しておくと姿勢の悪化や肩こり、腰痛の原因になったりもします。ストレッチを定期的に行うと血行が良くなり、肩こり腰痛が改善されたり、怪我をしなくなったり、よく眠れるようになったりします。

お勧めのストレッチ方法10ステップ
① 体育座りで床に座り、両足の裏をつけ、つま先を両手で持って、股を開く感じで上体をゆっくり前屈させ元に戻す
② 両足を開き、左右交互に可能な範囲でゆっくり前屈する
③ 椅子に座り、息を吐きながら、ゆっ

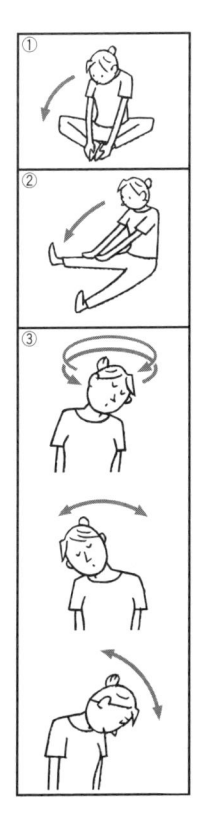

くり首を前に倒す。続いて後ろに倒す。さらに、左の肩につける感じでゆっくり倒す。そして右肩につける感じでゆっくり倒す。首を前からぐるりと左回りに大きく1周させる。右回りに大きく1周させる

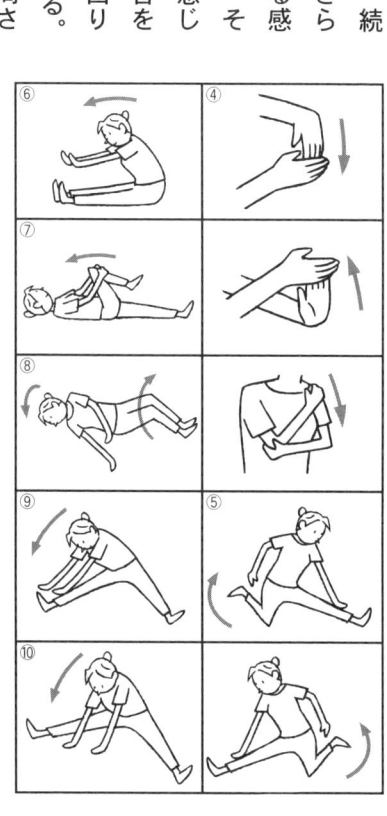

④左右の手をそれぞれ交互に持ち、手首をゆっくりと前屈、逆にゆっくりと反らす。右手を左肩の上に置き左手で右肘を抱えこみ、左肩をゆっくり伸ばす。次に同様に右肩を伸ばす。左右交互に肩をゆっくり背中方向に反らす

⑤床の上に足を投げ出して座り、右足だけをゆっくり曲げ、右足太ももを伸ばす。逆に左足太ももを伸ばす

⑥両足を伸ばして座り、ゆっくり息を吐きながら前屈して腰や背筋を伸ばす
⑦仰向けに寝たまま、片足ずつ膝を曲げてゆっくり抱え込み、股関節の前部分を伸ばす
⑧仰向けに寝て、ゆっくり顔は右方向に、膝は左方向にひねり、全身をひねる。逆方向のひねりを繰り返す
⑨足を投げ出して股を開いて座り、ゆっくり交互にお腹を太ももにつける感じで前屈する
⑩足を投げ出して股を開いて座り、膝を曲げないように前屈する

これらのストレッチ10ステップを、無理なく毎日こなせれば理想的です。各ステップを最大限に有効なものとするコツは、息を吐きながら、ゆっくりとやることです。特に首の運動は急に動かすと痛めることがあるので、気をつけて、ゆっくり、ゆったりと行うようにしてください。

身のこなしを軽やかにし、若さを保つのみならず、生活の質を保つためにもストレッチ運動は重要といえます。

どうしても運動をする時間の割けない方は、通勤時間や仕事中にうまくウォーキングによる有酸素運動を行い、帰宅後、入浴前にレジスタンス・トレーニング、入浴後にストレ

ッチを行うと良いでしょう。

最後に、**私が勧める運動法は、キャッチボールと水泳です。**

最近、日本では空き地やグラウンドが減り、キャッチボールをする光景も見かけなくなりましたが、アメリカでは休日や休み時間にキャッチボールをしている光景をとてもよく見かけます。キャッチボールはボールとグローブを用意しさえすれば簡単にできます。意外に上半身のみならず下半身も使い、全身を使う良い運動になるだけでなく、楽しみながらすることができます。腰のひねりを使うので、プロポーションの維持にも役立ちます。

一方、水泳も場所の確保が難しいかもしれませんが、全身の筋肉をバランスよく鍛えるのには最適です。

いずれにしても最も大切なことは、あまり義務化することなく、こうした運動を楽しんで続けてやることです。継続こそ力なりですから。

## 【ハーバードの研究現場から⑲】
## レジスタンス・トレーニングとビタミン・ミネラル摂取法でアンチエイジング

私は日常の臨床活動で、内科外来のほかに、健康管理の現場でも診療を行っています。その場

148

合、基本的に健康体の方々が対象となります。

希望される方々には、若さを保つ目的で、ある運動方法を日常生活に取り入れる提案をしています。それはアンチエイジング・ホルモンの代表格である成長ホルモンの産生を増やすことに主眼を置いたもので、レジスタンス・トレーニングと食事中心のビタミン・ミネラル類摂取をうまく組み合わせた方法です。

成長ホルモンはレジスタンス・トレーニング後、約3時間程度分泌されますが、その間、体をリラックスした状態にすることによって、より成長ホルモンが出やすくなると考えられています。時間のない方では、夜、入浴前にこのトレーニングを取り入れ、時間の有効活用をすることを勧めています。

成長ホルモンの産生を十分に高めるには、ビタミンA・B5・B12・C、葉酸、クロム、亜鉛、マグネシウム、カルシウムなどのビタミン・ミネラル類、アルギニン、オルニチンなどのアミノ酸、ハーブ類を補うことが有効と考えられるため、トレーニングの日にはそれらを多く含む食事メニューを摂っていただきます。

これらの方法を実践していただいている方々は、同時に有酸素運動、ストレッチも行っていますが、特にこのレジスタンス・トレーニング＆ビタミン・ミネラル類摂取法を取り入れてからは、より一層体が軽く、若々しくなったと感謝されています。例えば、ある30代の女性の方では、こ

のトレーニング＆ビタミン・ミネラル摂取法を継続することで、3か月後、約11％の減量に成功したのみならず、全身の肌で張りとツヤが蘇り、周りの友人には、どこのエステに行ったのか、とたびたび聞かれるほどだったということです。

一見健康に見える方々でも、年齢が40歳代以上になると、40歳前後から成長ホルモンなどのアンチエイジング・ホルモンが減少傾向を示し、体本来の力が低下してくるからです。

その40歳代の体をつくるのは30歳代までの生活習慣によります。このように考えると、できるだけ若いうちから生活習慣を整備し、欠点の少ない、バランスの良い体を保つことが大切といえます。ただし、生活習慣を改善して体を大切にするということについては遅すぎるということはありません。思い立ったら、今すぐに始めることです。

体本来の能力を十分に引き出すという若さを保つ法則に則って生活習慣を少し改善しさえすれば、バランスの良い体を保つことは決して難しいことではありません。

●適度な運動こそ健康を保つ～研究報告～

ハーバード大学のラルフ・パッフェンバーガー博士は、1万7千人のハーバード大学卒業生を追跡調査するという大規模な研究を行いました。この研究結果を分析すると、軽い運動（8kmから12kmを歩くのと同等と考えられる運動量）で1週間あたり500～1000kcalを燃焼している

男性の群は、あらゆる死因に対するリスクが2割以上も低くなるということが分かりました。また、1週間あたり2500kcalを消費している男性の群では寿命が約1～2年長いことが判明しました。この消費カロリー値は、体格の違う日本人にそのまま当てはまるとは言えないかもしれませんが、適度な運動は健康を保つことを示す重要な研究結果といえます。何となく分かっていることでも、科学的に分析した裏づけが取られると心強くなるものです。こんな情報を頭の隅に置いておくと、毎日の運動もより頑張れるかもしれません。

●高齢者でもウェートトレーニングで若返る～研究報告～

もう一つ、とても面白い科学的なエビデンスをご紹介しましょう。これは最近バック加齢研究所のサイモン・メロフ博士による研究で証明されたことですが、日々のウエートトレーニングが筋肉の遺伝子の若返りにまで影響を及ぼしうるということです。

この研究は、健康な65歳以上の高齢者25人の大腿部筋組織の遺伝子発現を研究調査したものです。40歳以上になると、何も運動をしないと年間1％の割合で筋力が落ちるといわれていますが、ここでは高齢者を対象に、筋力の状態の調査研究が行われました。この研究の対象者は、対象の筋肉群の収縮運動を30回行い、計1時間の筋力トレーニングを週2回×6か月継続実施しました。ここで得られた結果を、20～35歳の若者から採取した同じ部位の筋肉組織と比較検討したのです。

すると筋力トレーニング前に、若者より約60％も筋力が低かった高齢者の筋力は、筋力トレーニ

ング後には、約40％の差まで縮まりました。また、筋力トレーニングによって、高齢者の筋組織にみられる遺伝子指紋が、若者に近い程度にまで回復したのです。

この研究結果は、健康のためだけでなく、老化そのものを防止するためにも運動が有効であることを裏付けるものと考えられます。また、アメリカで行われた別の研究結果では、65歳以上でも運動量を増やした人々は、増やさなかった人々に比べ死亡率が半分に減少したということです。

さらに、最近では運動の習慣が大腸がんや乳がんになるリスクを減らすという医学的統計も出てきています。これらの研究はたまたま比較的高齢者が対象でしたが、より若い年齢層ならばさらに条件は良いわけであり、運動による素晴らしい効果が期待されます。

また、最近のハーバード大学などの研究によると、適度な運動を継続することは、体内のフリーラジカル除去機能や、フリーラジカルによる障害修復機能を高めるということが分かってきています。

これらはどれも、私たちが健康と若さを保つ生活を目指して、日々運動にいそしむことを支えてくれる心強い研究結果といえます。

運動の2時間前に炭水化物中心の食事

若さを保つには体力アップが欠かせません。そして、体力アップには運動が必要です。

ただ、運動も漫然とするのではなく、バランスの取れた栄養を補給しつつ行うことが大切です。3大栄養素といわれる、タンパク質、炭水化物、脂質、これにビタミンとミネラルを加えた5大栄養素と良質の水をバランスよく取り入れつつ適切な運動を行うと、体にとって良い結果がもたらされます。

基本的な考え方は、運動には運動のためのエネルギーが必要ということです。一般的にエネルギー源となる栄養素は3大栄養素のタンパク質、炭水化物、脂質ですが、運動の時にエネルギー補給の役割を果たす栄養素は炭水化物（糖質）と脂肪なのです。これらが燃料となって、私たちは運動できます。

ちなみに、酸素1ℓにつき、炭水化物は5kcal、脂肪は4.7kcalのエネルギーを産生することになります。つまり、酸素を多く必要とする運動ではまず炭水化物をしっかりとることが必要です。炭水化物は消化吸収された後、肝臓に運ばれ、一部は血糖として、そのほかの大部分はグリコーゲンとして肝臓に蓄えられます。そして、血糖は全身に運ばれて、エネルギーとして使われることになります。

とりあえず、すぐには必要ではない糖質は肝臓や筋肉にグリコーゲンとして蓄えられ、

そのグリコーゲンは必要に応じてブドウ糖に分解されてエネルギー源となるのです。ただし、このグリコーゲンは脂肪と違い、貯蔵量がとても少なく、すぐに不足してしまうため、食事による補給が必要となります。運動をするとまずこの糖質が使われ、それがなくなると蓄えられた脂肪が使われるのです。

ただし、**脂肪の燃焼自体に糖質が必要となるため、運動の2時間くらい前に炭水化物を中心にした食事を摂ることが大切です**。また、糖質をエネルギーに変換するにはビタミンB1・B2が必要なので、これらのビタミンも運動前に食事で補うようにするとさらに効果があります。

逆に、空腹の状態で運動すると、体内の血糖やグリコーゲンがすぐなくなってしまい、体脂肪が燃焼されます。これによってできる遊離脂肪酸は体によくありません。

また、脂肪を中心としたエネルギーを運動前に摂ると、消化吸収に時間がかかるため、十分に消化されない状態で運動することになります。その場合、未消化の状態で胃腸に食べ物がとどまってしまい、胃腸系に負担をかけることになるので、やはり理想的とは言えません。

最後にとても大切なことは、運動に当たっては発汗によって大量の水分が失われるので、

154

良質な水を多めに飲むことを常に忘れないことです。

このように、同じ運動をするとしても、適切な栄養補給を行うことで、効果は倍増します。栄養と運動の良い関係を保つことで、若さをいつまでも保ちたいものです。

## 健康的で美しく、若さを保ち、リバウンドしないダイエットとは？

【ハーバードの研究現場から⑳】

外来診療では、運動をほとんどせずに、不適切な食事制限のみによるダイエットを行い、栄養不十分となって体調を崩されてきた方々をよくみかけます。

見た目はげっそり痩せていて、とにかく不健康という印象です。そのような方々には、まずビタミン、ミネラルを十分に含んだバランスの良い食事・食習慣指導を行い体のベースを整えていただきます。次に、適度なカロリー制限をしながら、順次有酸素運動・無酸素運動・柔軟体操を含む適切な運動指導を完全に習慣化して生活の一部となります。当初は全体のペースをつかむことに苦労されますが、数か月後には食事も運動も完全に習慣化して生活の一部となるのです。これはまさに、身体革命の成果ほど健康的で、美しく、若々しい印象に変貌されていくのです。これはまさに、身体革命の成果といえます。

●バランスのよい生活習慣を

特に印象に残っているのは、ある20代の女性の方ですが、医学的根拠のないダイエット法を過信し、一時期は体重が30キロ代前半にまで落ち込んでしまいました。確かに痩せはしたのですが、同時に全身のホルモンバランスを崩してしまっているため、肌にはシワが目立ち、生理も止まってしまっていました。また、栄養バランスも崩れてしまっているため、肌にはシワが目立ち、せっかく外見を気にしてダイエットしたにもかかわらず、結局は非常に不健康で、ひどく老化が進行してしまった様な状態に陥ってしまったのです。

そこで、私の外来では、徹底的に生活習慣を見直し、食事、運動、睡眠など、日常生活のすべてを、本書に記す若さを保つ法則の基本に基づいて改善していただきました。ポイントはビタミン・ミネラルを十分に含んだバランスの良い食事摂取と、入浴前のレジスタンス・トレーニング、および入浴時のリンパ・マッサージ、そして入浴後のストレッチの継続です。すると、3か月を過ぎたころにはすっかり健康的な美しさを取り戻し、しかも体重も、医学的にも外見的にも、まさに理想と考えられるレベルに収まったのです。

●適度な運動がリバウンドを防ぐ

というわけで、もしダイエットをしようと思われている方は、ぜひバランスの良い食事と一緒に、運動を生活の一部に取り入れていただきたいと思います。

ところで、適度な運動がダイエットに有効なのはいろいろな書籍にも書かれていますが、運動

してダイエットに成功しても、その後の継続について触れられることはあまりありません。一方で、運動をやめ体重が元に戻ってしまった方や、リバウンドでそれまで以上に体重が増えてしまった経験をした方も結構いらっしゃるでしょう。そのような方々は、そもそも運動でダイエットを継続できるのかどうか、半信半疑だと思います。

ところが、最近のアメリカの米国疾病予防管理センターのエドワード・ワイス博士らによる研究によって適度な運動を守りさえすれば減量後の体重維持は可能であることが、実証されました。

現在、アメリカ人成人の約60％（1億3千万人）が太りすぎか肥満と推定されており、アメリカでは減量は大きなテーマとなっています。ワイス博士たちは、米国全国健康・栄養調査の3年間（1999年-2002年）のデータを評価分析しました。この研究調査は、過体重または肥満で、かつ調査をした前年に最高体重の10％以上の減量に成功した20～84歳のアメリカ人成人（計1,310人）を対象として、その後の動向を追ったものです。

このグループの分析をした結果、減量に成功した約60％の方々が体重低下を1年間維持することに成功しており、さらにそれ以外の約8％の方々では体重が減少し続けていたのです。そして、とても興味深いことに、減量維持に成功した人たちは皆、運動を継続していました。

一方で、1日の身体活動において、健康を保つ上で一般的に推奨されているレベル（中程度の運動を1日30分、週5日以上、あるいは、激しい運動を1日60分、週3回以上行う）を行ってい

ない人がリバウンドする可能性は、それらの身体活動をきちんと行っている人の2倍にものぼりました。

最大心拍数の70〜85％程度を保つ適切な運動と抗酸化食品や抗酸化サプリを補給

適切な運動は体にとっても良い効果をもたらしますが、過度な運動は逆に体に負担になることもあります。私たちの目指すところは、体にメリットのある運動なわけですから、運動に対する限度というものを知っておく必要があります。

そこで一つの目安となるのが心拍数です。運動をすると循環が良くなり心拍数が上昇しますが、**適切な運動の目標となる心拍数の範囲は、自分の最大心拍数の約70〜85％と考え**られています。つまり、運動も私たちのできる範囲の八分目くらいにしておくのが最も健康的ということになります。運動においても、〝バランスと質の良い八分目の生活習慣実践が若さを保つ〟、という法則が生きているのです。

通常最大心拍数を算出するにはストレスを負荷して試験する方法がありますが、手っ取り早く計算する方法として、**220／分から自分の年齢を引く方法**があります。これによって、

大体の目標心拍数の目安が計算できます。

例えば、もしあなたが35歳なら、次のように計算します。

あなたの最大心拍数は、$220 - 35 = 185$／分
あなたの目標心拍数は、$185 \times 70 \sim 85\% = 130 \sim 157$／分

自分の目標心拍数の範囲を知った上で、その心拍数を超えないように保つことが適切な運動としては重要です。心拍数が最大心拍数の85％を超えてしまうと健康的に危険な場合があり、また、そこまで負荷をかけてしまうと逆に良い効果が得られない可能性が高くなります。

やややハードな運動を定期的に取り入れる場合などは、その運動が自分にとってどの程度の負荷になるかを知る目的で、心拍数を計ることをお勧めします。ただし、自分にとってつらすぎる運動は健康によくありませんが、多少つらいと思うくらいの運動を適宜取り入れることは健康には良く、将来的な死亡率も下げるというアメリカでの研究結果もあります。

つらくなりすぎない程度で、適度に自分にとって負荷のかかる限界点を見つけ、知ることも必要かもしれません。慣れや体調によって変化するものでもあるので、運動が終了した直後に、自分の目標心拍数の範囲内にあるかどうか確認しつつ、自分にとって適切な運動量を決めていくといいでしょう。

注意していただきたいのは、スポーツ選手や、スポーツ選手並みに日常において継続的に激しい運動を行っている方々です。スポーツ選手は一見、健康な人の代名詞的なイメージですが、実際は継続的に行われる激しい運動という負荷によって、常に全身が過剰なフリーラジカルに曝された状況に置かれてしまっているのです。

これは全身の細胞、血管をはじめとする臓器を傷つけることになります。まさに若さを保つという観点からすると逆行する行為といえます。実際、激しい運動をするスポーツ選手の平均寿命は短いという研究結果が日本でもアメリカでも報告されています。第一線を退いた有名スポーツ選手が、予想外に早く体調を崩してしまうことはよくあります。

したがって、**スポーツ選手やスポーツ選手並みの激しい運動をされる方には、しっかりとしたフリーラジカル除去対策を取っていただきたいと思います**。睡眠などの生活習慣を整備し、食習慣では、抗酸化作用のある果物や野菜を十分に摂っていただくことはもちろ

んですが、そのほかに強力な抗酸化サプリメントの補給をお勧めします。抗酸化サプリメントについては後に詳述しますが、ビタミンC、ビタミンE、ミネラルを中心に、一般の方々より多い量を適切な形で取り入れることが必要です。これによって、毎回運動に伴って発生してしまった過剰のフリーラジカルを十分に取り除くことです。こうした配慮がスポーツでの質の高いパフォーマンスや、将来の自分自身の健康にも大きく影響してくるものと考えられます。

顔の筋トレで、たるみ・シワ予防

本書は体の中から、そして体全体で若さを保つことを目標としていますが、見た目の若さを保つこともちろん重要です。特に顔の印象はその人のイメージに大きく影響するので大切なポイントです。そこでお勧めなのが、「顔の筋トレ」なのです。

顔の皮膚は外側から、表皮、真皮、皮下組織の3層でできていますが、皮下組織の下に皮膚全体を支えている表情筋があります。この筋肉も放置すると年齢とともに衰え、顔のたるみ、シワなどの症状として現れてきます。ところが、顔の筋肉も毎日の簡単な運動で

鍛えることができるのです。日ごろのちょっとした心がけを続けることで、たるみやシワができるのを防げます。

それでは、具体的な方法を伝授しましょう。

① 目を大きく見開き、10秒くらい保つ
② 下瞼を上げて、目を細めて10秒くらい保つ
③ 眉毛を上下する運動を10回
④ 口をOの字に開いて10秒保ち、ほうれい線を軽く口から耳に向かってなで、口角を上下することを5回
⑤ 頬の筋肉を思い切りすぼめて10秒保つ
⑥ 右の口角を上げて5秒、次に左の口角を上げて5秒
⑦ 口を閉じて左右にすばやく動かすのを往復10回
⑧ 上下の唇だけを強く閉じることを10秒

これらを1日数回ずつ行うことで顔面筋が鍛えられます。例えば、洗顔時に必ずやるよ

うに心がければ、習慣化することができます。特に目や口の周りのたるみやシワが気になる方々には有効な運動です。もし余裕があるときはクリームやオイルを塗りながらやるとリンパ・マッサージ効果も得られ、効果倍増になります。

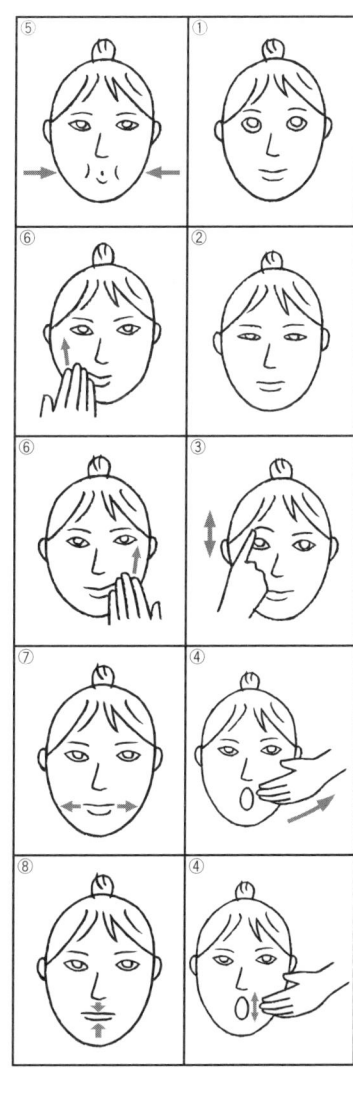

ポイントとしては、**顔が多少温かく感じるくらいに思い切りやる**ということです。また、一つひとつのステップの動作は力を入れて戻すまで、ゆっくり、きっちりやりましょう。形式的にやってしまうと、逆にシワを増やすことにもなるので、注意しましょう。そういう意味では、時には鏡を見て、手で筋肉の動きを確かめながら、しっかり筋肉が働いてい

第四章　運動で増やすアンチエイジング・ホルモン

るかどうかを実感しながらやることも必要です。いずれにしても、ほかの運動と同じように、習慣にして生活の一部に取り入れてしまい、継続することが大切です。

解剖学的に考えると、額の筋肉は頭を越えて後頭部の後頭筋に付着しています。このメカニズムの後頭筋を考えるならば、頭の後ろに力を入れて額を引き上げるイメージの運動をするほか、後頭部の筋肉をたまに揉みほぐすことも有効です。

また、目の下にクマがあると、不健康そうなイメージを与え、男性でも女性でも気になるところでしょう。人によってはそれがかなり老けて見える原因になることもあります。クマにもいろいろなでき方がありますが、**血行不良が原因のクマは顔の筋トレである程度改善できます。**

それでは次に、クマ取り用「顔の筋トレ」法を伝授しましょう。

①　**頬全体に指を添えて、下瞼を下に軽く引っ張ります**
②　**その状態のままゆっくりと目を閉じて10秒間保ち、ゆっくり目を開きます。この際、指の力に逆らって目を閉じる感じで行うと効果的です**

たったの2ステップのみですが、継続すると大きな効果が期待できます。このように日ごろのちょっとした空き時間を利用してできる運動でも積み重ねることによってかなりの効果が得られるものです。ただし、あくまで、基本は体の中から美しくなるのが大切ということを忘れないでください。

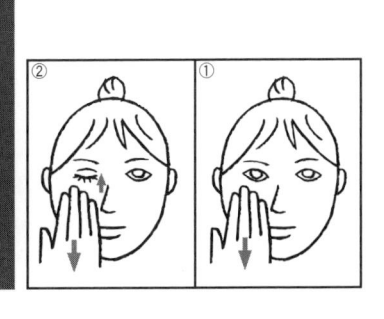

## スクリーンタイムを減らそう
【ハーバードの研究現場から㉑】

生活習慣に関する評価で、1日あたりのスクリーンタイム、つまりテレビとか仕事以外でパソコンの前で過ごす時間が長い人ほど体重が元に戻ってリバウンドする可能性が高いという結果です。ここ数年、社会全体のIT化に伴って、オフタイムにもパソコンの前で過ごされる方はかなり増えているかと思われますが、スクリーンタイムが1日4時間以上の人がリバウンドする可能

性は、1日1時間のスクリーンタイムの人の2倍にものぼるのです。

つまり、減量に成功したといって気を抜いてしまい、安易な生活スタイルに逆戻りしてしまうのが一番悪く、継続的に適度な運動を行っていくことが大切だということなのです。逆に、適度な運動をしっかり継続しさえすれば、ちゃんと良い結果がついてくるということなのです。

運動を始められた方は自信を持って継続してください。ただし、その際には、食生活のみならず、テレビやパソコンに向かう時間などを含めた生活習慣を根本的に見直して継続することも大切のようです。

せっかく運動を生活に取り入れたのなら、これをきっかけに生活習慣全体を見直して、アンチエイジングな生活に一新してみるのが良いかもしれません。

## 第五章 デトックスで悪玉を追い出す

## デトックスとは体の解毒能力を高める概念

デトックスという言葉を最近よく耳にする機会が増えてきました。女性誌などでさかんに取り上げられ、皆さんもご存知だと思いますが、デトックスとは、detoxification（解毒）という言葉が語源で、体内に溜まってしまった毒素を何らかの方法で体外に排出する健康法のことです。

本来私たちの体には、有害な物質や、日常活動を邪魔するような物質を排泄する解毒能力が備わっています。それは排便、排尿、発汗です。

ところが、日常生活を普通に送っていても、体内には徐々に人体に悪影響を及ぼす化学物質が蓄積していくものです。それは、近代社会において環境が悪化し、いろいろなところが化学物質に汚染された状況となってきている上、慢性的な運動不足や、加工食品に頼った食生活を営んでいることなどが原因といえます。そこで、必要不可欠となってくるのが、体の解毒能力を高めるデトックスと呼ばれる概念なのです。

それでは、さっそくデトックスを実践していただけるように説明していきましょう。

今すぐ日常生活の中でできる、基本となるデトックス法としては、入浴法、食事による方法、良質の水をたっぷり摂る方法、リンパ・血流マッサージ法、ヨガによる呼吸法などがあります。また、時間に余裕がある場合は、岩盤浴や、温泉に足を延ばしてみるのも良いでしょう。

体内に溜まった毒素を体外に出すというコンセプトを理解した上で行えば、安全に、それなりの効果を期待できるため、ぜひ日常生活に取り入れていただきたいと思います。

季節などにもよりますが、**標準的な理想パターンとしては**、夜の都合の良い時間帯に、第二章でご紹介したレジスタンス・トレーニングを行い、かつ十分に良質の水分を摂った後に入浴し、**入浴後、簡単なストレッチ運動、リンパ・血流マッサージをするパターンを**お勧めします。

この流れを守ると、デトックスのみならず、アンチエイジング・ホルモンの分泌や自律神経系の安定化にもつながり、体の中で1日の健康的なリズムが構築されていきます。

また、このように毎日自然に行うことの中にデトックスの概念を組み込むことによって、デトックスが習慣化されます。そうすれば、自然に行えるようになり、体調も整えられていきます。

最近はデトックスをうたった健康系サプリや健康機器などもありますが、副作用があるものや科学的根拠にとぼしいものもあるため、注意が必要です。

さて、それではデトックスによって若さを保つための法則を一つずつご説明していきましょう。

健康と若さを保つデトックス5つの法則
① "良質の水"を1日2リットル飲む。起床時と就寝前には必ず水を摂る
② 有害物質を捕らえたり、体外に出したり、解毒したりする食品を摂る。最強食材はニンニク・ネギ・タマネギ・ニラ
③ 毒素を排出するのは皮脂腺の汗。有効な発汗にはぬるま湯の半身浴と水分補給
④ リンパの流れを良くする「リンパ・マッサージ」の実践
⑤ 便秘はデトックスの大敵。解消には食物繊維・水分の摂取や運動など

"良質の水"を1日2リットル飲む。起床時と就寝前には必ず水を摂る

今すぐ開始できるデトックス法として最も手っ取り早い方法は、良質な水をたくさん飲むことです。良質な水とは、水分子集団（クラスター）が微細で、カルシウム、マグネシウムなどのミネラルや活性水素を豊富に含んでいる、弱アルカリ性で還元力の高い水です。つまり、フリーラジカルを除去できて、必要なミネラルも十分含んでいる水ということになります。このような良質の水は、ミネラルウォーターを購入する、あるいは、家庭に設置できる市販の浄水器で手に入れることができます。

ちなみに、ミネラルウォーターには水1ℓに含まれるミネラル成分のカルシウムとマグネシウムの量を数値化した硬度という指標があります。硬度＝カルシウム量×2.5＋マグネシウム量×4.1であり、一般的に数値が低いのが軟水、高いのが硬水ですが、低いほど飲みやすくなります。脱水症状を補ってくれるのは軟水なので、運動をして沢山汗をかいた時とかお酒を飲みすぎた時などは軟水で水分補給がいいかもしれません。

寝る前は、鎮静効果のあるカルシウムを多く含む硬水がいいでしょう。そのほか、炭酸水は胃を刺激して胃酸を出し、胃腸の働きを整える作用があります。また、雪解け水の氷河水などは界面活性作用があり、油分や老廃物を排出するデトックス作用が高いとも言われています。

できるだけ水道水をそのまま体内に入れることは避けるべきです。水道水は汚染された水を塩素などで消毒した後に供給され、その過程でトリハロメタンという環境汚染物も微量ながら混入している可能性が指摘されています。塩素もトリハロメタンも活性酸素の発生源となり、体内に取り込まれるとフリーラジカルを発生させてしまうのです。

煮沸させることで水道水の危険物は解消されるという考え方がありますが、間違いです。煮沸によって水道水中のトリハロメタンは逆に濃縮されてしまう危険性があるのです。完全に取り除くには適切な浄水器の設置をお勧めします。

良質の水を十分に飲むと体液の流れが良くなり、体の新陳代謝が活性化されます。それに伴って水が体外に排出されることになるわけですが、まずは体内にたまった老廃物とともに尿や便として排出されます。また、じっくりと汗をかくことによって、皮下の老廃物も体外に排出されます。

人は1日に大体1.5リットルくらいの水分を汗や尿などで体外に出していますので、体格にもよりますが、**一般的には、意識的に1日トータル2リットルくらいの良質な水分が小分けにでも摂れれば理想的と考えられます。**

また、身体的に水分が不足するのは朝と夜間ですので、朝起きた時と、就寝前に水分を

摂る習慣をつけるのが良いかもしれません。

　人の体は70％が水分でできています。良質な水分をたっぷり摂り、体内の水分を上手に循環させることで、デトックスも可能となり、若くて健康な体が保てるのです。

有害物質を捕らえ、体外に出し、解毒する食品を摂る。
最強食材はニンニク・ネギ・タマネギ・ニラ

　デトックスは、有害物質を選別してできるだけ体内に入れないことと、本来備わっている排便、排尿、発汗作用を十分機能させることが基本ですが、食材にも有害物質を体外に排出する能力の高いものがあります。これは、有害物質を捕らえてその毒性を封じる、排出する、そして体の解毒作用を高める食材のことです。

　それでは、それらをご紹介しましょう。

　第一にフリーラジカル除去作用でもお馴染みのビタミンCを沢山含む食材です。ブロッコリーやピーマンなどの緑黄色野菜、柑橘類、ローズヒップなどがあります。

　次に、ケルセチンを多く含むタマネギ、パセリ、リンゴ、アスパラガスなども有用です。

さらに、セレニウムを含むネギ、いわし、亜鉛を含む牡蠣、アサリなどが挙げられます。

また、有害物質を吸着することによって体外に排出する食材としては、食物繊維を多く含むごぼう、こんにゃく、レンコン、穀類、豆類、リンゴなどがあります。クロロフィルという葉緑素にもその作用があるので、ホウレンソウや青ジソ、小松菜も有効です。

さらに、肝臓の解毒作用を高めることもデトックスには有用です。肝臓の解毒作用を高めることのできる食材としては、タウリンを含むタコ、イカ、貝類、アルギン酸を含むわかめ、昆布、メカブ、グルタチオンを含むスイカ、アボカド、クルクミンを含むウコン、セサミンを含むゴマなどが挙げられます。

そして、これらの有害物質を捕らえてその毒性を封じる、排出する、そして体の解毒作用を高める、という3つの作用をすべて兼ね備えている最強の食材があります。それは、ニンニク、ネギ、タマネギ、ニラなのです。

このように、解毒作用を高めるという観点から見ると、意外といろいろな食材があります。季節に応じて、旬のものを取り入れるようにしていけば、美味しいものを食べながらデトックスもできるという、まさに一石二鳥なのです。

## 毒素を排出するのは皮脂腺の汗。有効な発汗にはぬるま湯の半身浴

自然療法の世界的権威であるハーバード大学のアンドリュー・ワイル教授は「皮膚は体の老廃物を排泄する大切な器官であり、体はこのルートによって重金属、化学物質、老廃物を排泄することができます。特に肝臓や腎臓の解毒を助けることになるので、規則的な発汗をすすめます」と体本来に備わった解毒作用をうまく取り入れることを提案しています。

汗には尿で排出されるのとは別の有害物質を溶かし込み、体の外に排出する重要な働きがあります。ところが、**最近の研究では、有害物質を出す汗は、意識しないで出る汗とは別物ということが分かってきました。**

一般的に汗は、温度変化に応じて皮膚表面の汗腺から無意識のうちに出ます。この汗とは別に、表皮の深部に存在する皮脂腺から出る汗というものがあります。この汗は文字通り脂を含んでおり、その脂の中に体内に蓄積された有害物質や脂肪分が含まれることになるのです。つまり無意識のうちに出る汗とは別物の皮脂腺よりにじみ出てくる汗こそ、デ

175　第五章　デトックスで悪玉を追い出す

トックスに重要な汗ということになります。

では、どうやったらこのようなデトックスに有効な汗をかけるのでしょうか？　それにはゆったりとした入浴や、有酸素運動が必要です。

ここでは家庭ですぐに行える簡単な方法として、デトックスに効く入浴法を紹介しましょう。入浴をちょっと工夫するだけで、表皮の深部に存在する皮脂腺から出る汗をかくことができ、デトックスそしてアンチエイジング効果が得られるのです。**考え方の基本は入浴によって血液、リンパの循環を良くして、表皮の深部からじっくりたくさん汗を出す**ということです。

まずは浴槽にお湯を少なめに溜め、胸のみぞおち周辺から下だけをお湯に浸けます。この際に、35度から38度くらいのぬるま湯に30分かけてじっくりと浸かり、下半身から温めます。こうすると血管が広がり、徐々に血行が良くなります。新陳代謝も促進され、副交感神経が優位になり、疲労を除く効果も期待できます。蒸気が逃げないようにうまく利用すればサウナ効果も得られます。30分くらい経過すると、じわじわとたくさんの良い汗をかくことができます。

入浴後、少しして床につく場合はこのままお風呂を出て、体を冷まさないように注意し

ながら眠りの準備に入りましょう。もし入浴後にすぐ寝ないで活動するのであれば、半身浴後の5分くらいは少し熱めの41度から42度くらいにお湯の温度をあげ、仕上げるといいでしょう。

この入浴中には、多めの汗が出て、水分が不足するので、前後に良質のミネラルウォーターを準備して、たっぷりと水分を補給することが大切です。

また、体の中には血管のほかにリンパ管という管があります。リンパ管は全身に網の目のように張りめぐらされて存在し、血中の老廃物を回収し、体外に排出する役割を果たしています。そこで、良い汗をかくには血液の流れとともにリンパの流れも良くすることが大切なのです。そのためにはシャワーとボディ洗浄を上手に組み合わせる**シャワー・ボディ洗浄マッサージ法**を実践することをお勧めします。

具体的には、頭部→胸→肩→肘→手→背中→腰→お尻→太もも→膝→足と上から下に、中心から外にリンパの流れを促すようにマッサージしながらボディ洗浄していきましょう。次に、やや熱めのお湯で、心臓に遠いところから順にシャワーを浴び、洗剤を洗い流していきます。つまり足→膝→太もも→お尻→腰→背中→手→肘→肩→胸→頭部という順番で浴びましょう。これによって、全身のリンパ流が良くなり、不要な皮下の老廃物が上

手に排出されます。この際注意することは、リンパ流は意外と皮膚の浅いところにあるので、あまり強い圧をかけすぎないようにするということです。ちょうど心地よいくらいに優しくシャワー・ボディ洗浄マッサージをするのが最適といえます。

## リンパの流れを良くする「リンパ・マッサージ」の実践

リンパという言葉は、血液ほど親しみはないと思いますが、**排泄機能と免疫機能**というとても重要な役割を担っています。

人の体には血液の流れとともに、リンパの流れがあります。リンパは血液中の血漿が毛細血管の壁から毛細リンパ管へとにじみ出たもので、アルカリ性の黄色い液体です。

簡単に言うならば、リンパは全身の毛細リンパ管よりリンパ管へと、タンパク質などの栄養分や老廃物を集めながら集まっていきます。リンパ管は70％が皮膚組織に存在し、静脈にからむ形で全身に張り巡らされており、リンパ節、リンパ本幹へと流れます。毛細リンパ管の壁は毛細血管壁の透過性より大きいため、細菌、がん細胞などの病原体もリンパ管の方へ通過しますが、これらは途中のリンパ節においてリンパ球に捕まえられてしまい、

178

処理されることになります。

リンパ節は網状の皮質とリンパ細胞からなっており、リンパ液のろ過、リンパ球成熟、抗体産生などの役割を果たしています。主なリンパ節は頸部・腋窩部（腋の下）・鼠径部（足の付け根）・腹部に集中しています。感染した時などにこれらのリンパ節が腫れるのは、このリンパ系の免疫機能によるものなのです。

このように一見地味ながらとても大切な役割を果たしているリンパ系ですが、リンパは通常とてもゆったりと流れています。その流れは心臓のようなポンプによるのではなく、筋肉の収縮・弛緩運動、呼吸や動脈の拍動、腸管の運動、外から加えられた圧力などによります。安静にしているとリンパの流れはほとんどなくなってしまうため、適度な運動がリンパの正常な流れを作り出すのには不可欠と言えます。

さて、このようなリンパ系の動きが滞ってしまうと、全身からリンパ管の中へ集められてきた老廃物、有害物や不必要な水分がリンパ管の中に溜まってしまい、体内に蓄積した状態となってしまいます。このような状態を放置すると、むくみなどの症状を呈し、さらに全身の免疫機能の低下も来します。

そこでリンパの流れを正常に保つためには、**適度な運動と、腹式呼吸、そして上手なり**

ンパ・マッサージなどが役立ちます。この場合の運動はちょっとしたウォーキングなどでも十分カバーできるので、日常生活で先に述べたような運動を取り入れる意識を持てば大丈夫です。ただし、通勤が車で、しかも事務仕事で1日中動かない人や、海外旅行での長時間フライトの時などは、意識的に体を動かしたり、マッサージを取り入れたりすることが必要です。

そこで、今すぐ1人で簡単にできるリンパ・マッサージの方法をご紹介しましょう。

リンパ・マッサージにはむくみを解消したり、小顔にしたり、美容的な効果が期待できるので、自宅でできる簡単なエステといえます。

リンパ・マッサージは体内に蓄積した老廃物や毒素をリンパの流れに乗せて体外に出すイメージのマッサージです。

マッサージをするにあたってのポイントは、どの程度の圧をかけるか、どの方向に向かってマッサージをするか、どの順番でマッサージをするか、の3つになります。

まず**圧のかけ方**ですが、**圧をかける部位はおおまかにリンパ節とリンパ管に分けられます**。リンパ節は全身に数百個ありますが、主要なものは耳下リンパ節、顎下リンパ節、鎖骨リンパ節、腋窩リンパ節、肘リンパ節、腹部リンパ節、鼠径リンパ節、膝窩リンパ節の

8個です。これらのリンパ節については、リンパ節をほぐす感じで、軽度－中等度の力で数回ゆっくり押します。

次にリンパ管については、全身の皮膚の比較的浅い所に位置しているので、軽い圧をかけながら滑らす感じでマッサージしていくことが大切です。適度な圧を負荷するには、オイルを使って滑らかに滑らすと良いでしょう。アロマオイルを使えば、ヒーリング効果も得られ一石二鳥といえます。この際に強い圧をかけることは禁物です。

マッサージをする順番は、まずすべてのリンパの流れの最終地点である鎖骨リンパ節を押してほぐします。次に、体の近くから遠くに向かうように、腋窩リンパ節、肘リンパ節、腹部リンパ節、鼠径リンパ節、膝窩リンパ節の順番にマッサージを行っていきます。この際、それぞれまずリンパ節を押してマッサージし、次に各リンパ節に向かう方向にリンパ管のマッサージを行い

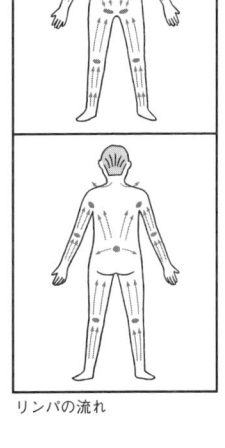

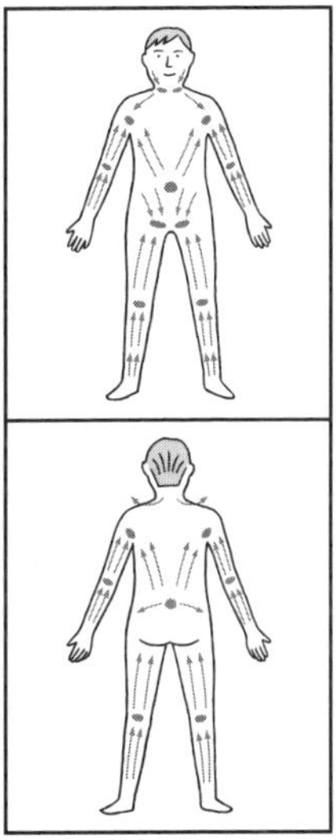

リンパの流れ

全身にあるリンパ節
①耳下リンパ節
②顎下リンパ節
③鎖骨リンパ節
④腋窩リンパ節
⑤肘リンパ節
⑥腹部リンパ節
⑦鼠径リンパ節
⑧膝窩リンパ節

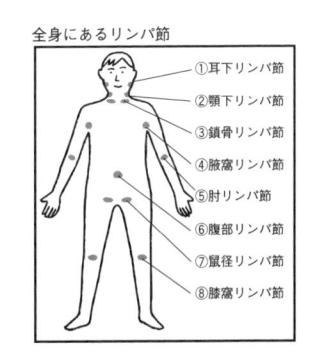

ます。このマッサージの方向はとても重要ですが、リンパの流れに乗せて老廃物を押し出すというイメージで、リンパの流れに沿ってマッサージを行います。全身のリンパの流れについては図に示しますので、これに沿って先ほど書いた順番で行ってください。

最後に、顔についても同様の考え方でマッサージを行います。顔の場合は耳下リンパ節、顎下リンパ節をまずほぐして、そこにリンパを流すイメージでマッサージしていきます。

次に、額周辺から耳下腺に向かって流す感じで滑らかにマッサージします。そして、両目の周辺から頬骨を通って耳下腺に向かって流すようにマッサージします。続けて顔のラインに沿って、顎下腺に向けてマッサージします。

最後に、耳下腺、顎下腺から鎖骨リンパ節に流す感じでマッサージします。

リンパ・マッサージはできるだけ体がほぐれてリラックスしている状態で行うのが良いので、入浴後がお勧めの時間帯です。ぜひ今日からでもリンパ・マッサージを取り入れて、継続してください。

ちなみに、**アメリカではリンパの流れを改善する目的で、トランポリンが勧められています。**トランポリンは無重力のような状態で体を動かすことになり、リンパの流れをとても良く改

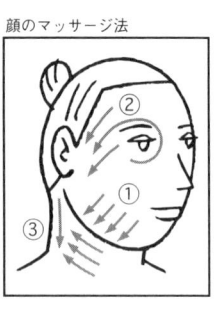

顔のマッサージ法

善できます。もし身近でトランポリンをできる場所がある方はぜひ取り入れていただきたいと思います。

また、リンパは上記のように血管系と関係しながら動いているため、血液の流れを良くすることも大切です。そういう意味では1日2ℓを目安とした適切な水分補給と、血液をきれいにするバランスの良い食事も大切になってきます。

このように、リンパという視点から見ても、これまで述べてきた食事、運動などの重要性が再認識できます。適切な食事、運動とともに行うリンパ・マッサージは体本来の機能を有効に利用したデトックスにつながり、あなたに素晴らしい身体革命をもたらします。

便秘はデトックスの大敵。解消には食物繊維・水分の摂取や運動など

排便は私たちの体の毒素排出の約75％を占めています。つまり、最も大切な毒素排出ルートといえます。

もともと体は自分で便として毒素を排出する機能を持っています。通常食べ物を食べて

から便として排出されるまでの時間は24時間ですが、それを越えて便が大腸に溜まると、大腸内で悪玉菌が繁殖し毒素も増加します。毒素が増加すると排便機能が働きにくくなり便秘になります。便秘になると、さらに毒素が増加してしまう悪循環になります。

便秘になると、排便に苦痛を伴い、腹部の張り、腰痛などの症状を伴ったりします。これらは腸内に便がたまって悪玉菌が繁殖し、その悪玉菌から放出された毒素が腸を介して体に吸収された結果なのです。

また、悪玉菌は腸内で腐敗物質を作り出すため、放置するとポリープやがん、アトピーなどを引き起こすこともありえます。こうなると悪いことづくめで、デトックスやアンチエイジングとは完全に逆行してしまいます。

便秘の原因は、不規則な食生活、食物繊維不足、運動不足、精神上のストレス、質の悪い睡眠などがありますので、これらを除去していくことが大切なのです。

まず食生活の改善です。食物繊維や良質の水分を十分取り、1日3食の規則正しい食生活をしましょう。食材のみならず、規則正しいリズムが大切です。

適度な運動を取り入れ、ストレスを溜めない生活を送ることも重要です。

起床・就寝のリズムが崩れた生活では、体内の新陳代謝が悪くなり、細胞の入れ替わりがしっかり行えず、デトックスの効率が下がります。**朝決まった時間に起床し、日中にきっちりと活動し、夜も決まった時間に就寝して、質の良い睡眠をとれるように、心がけることが質の良い自然の排便によるデトックスにつながるのです。**

さらに最近では宿便などを排出し、腸内を大掃除する腸内洗浄も注目されています。どうしても快便のペースがつかめない方は行ってみる価値があるかもしれません。

●腸内環境を整える

私たちの腸内には100種類以上の腸内細菌が、トータルで100兆個以上も住みついています。私たちの体を構成する細胞の数が60兆個なので、それは恐るべき数です。これらの腸内細菌を整えることが腸の環境整備には大切で、良いデトックス環境へとつながります。

腸内細菌は年齢ごとに徐々に変化していきます。生後すぐの赤ちゃんの腸内細菌はほぼ100％がビフィズス菌ですが、その後、口からいろいろな食べ物を食べることによって、少しずつ腸内細菌の構成も変化していくのです。

最近、腸内細菌に関する研究が進み、腸内細菌の働きにもいろいろあることが分かってきました。腸内細菌の構成の代表的な働きは、腸に届いた食物の消化を助けることですが、その

ほかにも、人体が作ることのできないビタミン類を作り出し、人体側に送り込む役割も果たしているのです。

腸内細菌には善玉菌と悪玉菌があり、善玉菌は乳酸菌などで乳酸を作り出すことによって、腸内を酸性に保ち、腸内での食べ物の腐敗を防ぎます。悪玉菌は好気性細菌などで、食べ物を腐敗させる作用があります。高脂肪の食生活を続けたり、ストレスが高まってきたりすると、悪玉菌が増え腸内の老化が進むと考えられています。

健康には、腸内環境をいかに良い状態にキープするかが、大切なのです。ただし、悪玉菌も決して人体に全く不要というわけではなく、善玉菌と悪玉菌の適度なバランスが大切ということを覚えておいてください。

最近注目されているのはプロバイオティクスです。プロバイオティクスとは生きたまま腸に届き、腸内で良い働きをする腸内細菌のことです。

このような役割をする乳酸菌を含むヨーグルトや乳酸菌飲料が最近は多く発売されているので、自分の生活スタイルに合わせて取り入れると良いでしょう。

このような善玉菌のうちＬＧＧ菌と呼ばれるものが、アトピー性皮膚炎に有効な作用を持つ、という報告が最近フィンランド・ツルク大学のセポ・サルミネン教授からなされま

した。腸内細菌がアトピー性皮膚炎に効くなんて、と思う方も多いかもしれませんが、同教授によると、この腸内細菌がアトピー性皮膚炎に効くメカニズムは、おそらくLGG菌によって腸内のバリア機能が強くなり、アトピーのアレルギーの原因となるアレルゲンが体内に吸収されにくくなるためではないかということです。

このトピックスだけをとって考えても、腸内環境を整備することがいかに全身の健康に影響を及ぼしうるかがわかると思います。

腸内細菌のバランスを適切に保ち、腸の環境を整え、理想的なデトックスを行うことが健康と若さを保つことにつながるのです。

## 家庭でできるデトックスでアンチエイジング
【ハーバードの研究現場から㉒】

私の日常診療の現場でも、デトックスは最重要テーマの一つとして、その対策に取り組んでいます。それは、体内の悪いものを消し去る、あるいは、体外に追い出すことが若さと健康を保つためには非常に重要だからです。

一方、私が最先端の現場で常に推奨しているのは、家庭でできるデトックス法です。その理由

は、現代社会では私たちの体はあまりにも多くの場面で有害物質に曝されうる環境に置かれているので、それらを十分に体外に追い出すには、日々の生活のごく身近なところからデトックスの意識を持ち、それを実生活の中で反映させていくことが重要となるからです。つまり、デトックスを特別なものととらえず、日常生活の中に溶け込ませて習慣化することが大切なのです。

最も身近で、効果的なデトックス方法は入浴を利用する方法です。特に、日本人の入浴頻度は世界的にみてもかなり高いものとなっています。ほとんどの家庭にはお風呂があるので、それを正しく利用して、健康と若さを保つ生活のために役立てない手はありません。特に重要なことはこのデトックス入浴法を中心に据え、入浴前の適度な運動、水分摂取を理想的な形で組み合わせることです。同時に、食事にデトックス向けの食材をきちんと取り入れるようにすれば、自分の体の本来の機能を最大限に活用した、日常生活でのデトックスが完成します。

実際、これらをトータルに実践していただくことによって、早い方では１週間程度で、顔の吹き出物がなくなった、便秘が解消した、疲労感が大幅に軽減した、などの嬉しい声をいただいています。日常生活の中で当たり前のように行っていることも、心がけ次第では健康に大いに役立つことに大変身するものなのです。

188

# 不必要な金属を体外排出するキレーション療法とは?

## 【ハーバードの研究現場から㉓】

最近では先端的医療としてキレーション療法が行われています。キレーション療法とはエチレンジアミン4酢酸(EDTA)というアミノ酸を体内に点滴して、体内に不必要な金属を体外に排出させてしまう方法です。EDTAは金属と強力に結合する性質があるため、点滴によって全身を回りながら、体に不必要な金属イオンと結合し、最終的に腎臓経由で尿となって体外に排出されることになります。実際の現場では、EDTAと一緒にビタミン、ミネラルを点滴することによって、全身のコンディションを改善していきます。

最近アメリカで発表された幾つかの学術論文では、キレーション療法によって動脈硬化が改善したという報告がなされており、全身の血管年齢を改善する方法の一つとして期待されています。

また、有害金属を取り除くことによって、有害金属が原因となるフリーラジカルの発生が抑えられます。私たちの体は血管から老化する、と考えられるくらい、血管の若さを保つことは、体全体の若さを保つにあたって重要な意味を持ちます。これらの事実からも、キレーション療法が私たちの体の健康と若さの維持に非常に有効な手段になるものと期待されているのです。

一般的には、アメリカでは週1回程度のキレーション療法を約3-6カ月程度継続する治療が

行われています。ただし、アンチエイジング的な意味でのキレーション療法の歴史はまだ浅く、また、腎毒性などの副作用が起こりえるという報告もあります。現在、アメリカ政府はキレーション療法の有効性について、臨床研究プロジェクトを進めています。これらの研究成果が集約されて、近い将来、より身近なアンチエイジングの手段として、日本でもその治療法が確立されることが望まれるところです。

## 第六章

# 明るく楽観的に生きる

## ストレスは反アンチエイジング

若さを保つためには、食習慣や運動ばかりではなく、精神状態も重要です。実際、医学的にもストレスは老化を進める要因として注目されています。
ストレスの原因には怒りや不安などの心理的なものから、寒暖や騒音などの物理的なものまでいろいろあります。
現代人はいろいろな場面で様々なストレスに曝され得る環境に生きています。病院では主に内科を担当している私の外来にも、年々精神的な背景が原因と考えられる体調不良の方が急増しています。実際、統計的にも日本では精神的疾患を患う方が急増していますが、このストレスフルな社会的状況・環境というものが少なからず影響していると考えられます。実際、最近出た統計によると、ストレスの原因の1位は男性では仕事、女性では将来という結果であり、社会的の状況が大きく影響した結果になっています。
ストレスというと悪いイメージがあると思いますが、ストレスには生体的に有益である快ストレスと、不利益である不快ストレスがあるのです。つまり、ストレスは完全になく

すべきではなく、適度な量のストレスは私たちの体にとって必要なのです。生体にとってよくないのは、過剰なストレスによって精神的なバランスが崩れることです。ストレスがある一線を越えると、体や心に摩耗が生じ、いろいろな症状を起こすことになってしまうのです。

この章では、ストレスをうまくコントロールして、若さを保つライフスタイルの法則について、触れていきましょう。

健康と若さを保つライフスタイル5つの法則
① フリーラジカルやコルチゾールを増加させ、若さを奪う過剰ストレスを除去
② 時には何事もおおざっぱにこなすスタンスが大切
③ 前頭葉を活性化して感情の老化を防ぐ
④ 楽しいこと、笑いはアンチエイジングの特効薬
⑤ 耳、鼻、肌刺激と、腹式呼吸で超リラックス

## フリーラジカルとコルチゾールを増加させる過剰なストレスを除去

人間関係などでストレスを感じ、精神的に安定していない時に、胃がキリキリ痛んだり、肌の荒れやニキビの出現などを経験したことのある方も結構いると思います。これは、ストレスホルモンの作用によるものなのです。そして、このストレスホルモンが老化を進めるのです。

では、ストレスホルモンはどのようにして現れるのか。そのメカニズムについてご説明しましょう。

ストレスはまず脳へと伝達され、脳内の視床下部というところから副腎皮質刺激ホルモン放出ホルモンが分泌されます。このホルモンはやはり脳内にある脳下垂体という部分に作用し、副腎皮質刺激ホルモンを分泌させます。そして、このホルモンが副腎皮質に作用し、コルチゾールというホルモンを分泌させるのです。このコルチゾールこそがストレスホルモンなのです。

過剰なストレスが続くと、コルチゾールの過剰分泌が起きます。**コルチゾールの過剰分**

泌は体内の免疫機能を低下させ、血糖値を上昇させ、さらに交感神経を興奮させる作用があります。交感神経が緊張することにより、今度はアドレナリンが分泌され、アドレナリンは全身の血管を収縮させて血圧を上げてしまいます。胃腸粘膜の血管も収縮させてしまうことになります。これらの体に負の作用は結局のところ肌の老化をはじめ、全身の老化を進めてしまうことにつながっていくのです。

また、コルチゾール過剰分泌はDHEA（デヒドロエピアンドロステロン）という若さを保つのに重要なホルモンの分泌を抑制する作用があるため、老化を進めます。

さらに、ストレスが反アンチエイジング的に影響するメカニズムとしてもう一つ重要なのが、体内のあちこちでフリーラジカルを作り出してしまうという点です。過剰なストレスが原因で自律神経系の働きが低下し、体のいろいろな場所で虚血ー再灌流現象が生まれます。それによって、血液中の好中球が刺激され、フリーラジカルを放出するのです。同時に、血管壁の細胞もよりフリーラジカルを生みやすい状態に陥ります。これはハーバード大学での私たちの研究でも確認済みです。フリーラジカルが全身の細胞を攻撃し、老化を進めることは、もう再三お伝えしている通りです。

ですから、不快なストレスは溜め込まないようにコントロールすることが、若さを保つ

ためにはとても大切なのです。

## 時には、何事もおおざっぱにこなすスタンスが大切

では、どのようにストレスをコントロールすればいいのでしょうか。

まず大切なことは、ストレスを上手に受け流すというスタンスをとることです。これは、個々の性格もあり、ストレスを上手に受け流すといっても、職場の人間関係などが原因の場合は、受け流せといわれても簡単にそうはいかないでしょう。

その場合は、できるだけストレスを離れた場所で自分のしたいことをする時間を作り、それに没頭するようにしましょう。たとえば、仕事が終わった後は仕事をすべて忘れ、趣味など、自分が没頭できることのための時間を確保することです。といってもこれもなかなか難しいですよね。ですから、できればストレスのない状況の時から、没頭できる何かを探して持っていることが大切です。

まずは、とにかく会社の中でもストレスの原因からできる限り遠ざかるスタンスをとることが大切です。たとえば会社の中でもストレスの原因となる部署から可能な限り遠ざかることです。

原因から離れることで本来の自分を取り戻せ、ストレスの影響を軽減できるかもしれません。

それもできない場合は、ストレスを受けている自分を見つめなおして、精神的に自己改革してみることも一つの方法です。とはいってもそんなに大袈裟なことではなく、何事にもそんなにこだわりをもたず、おおざっぱに生きるスタンスに切り替えるということです。精神医学的に考えると、ストレスをもろに受けやすい性格は神経質な人なのです。性格を突然変えるのも難しいですが、もし自分には神経質な面があると心当たりがあるならば、他人からどう思われようと、少しずつでもおおざっぱな自分になると決めて開き直ってみることです。

しばらくは肩の力を抜いてお気楽に過ごしてみよう、と心に決めてみるのがいいかもしれません。また、そのストレスの経験もいつかは自分にとってプラスになるのだ、と信じて、敢えてストレスに挑むことです。その場合はストレスに挑んでいる自分を周囲の人に打ちあけるなどして、はけ口を用意することが必要かもしれません。

**長寿者保健福祉調査によると、100歳以上生きた人々の多くは、物事にこだわることがなく、自由気ままな生活を送ってきた人々**、ということが分かっています。

プラス思考で生きることがストレスからの解放につながり、結局は若さを保つことになるはずです。

## 前頭葉を活性化して感情の老化を防ぐ

昔は些細なことで感動したのに、最近は感動することが少なくなった、と感じている方はけっこういるのではないでしょうか。これは脳内の感情を支配する部位が少し老化してしまったことによるのです。感情も老化するというわけです。

感動を支配する脳の部位とは、前頭葉です。前頭葉は筋肉を動かす指令を出す運動野と、感情、意欲、意志、思考、知性、性格など人間の精神的高次機能に関係する前頭前野からなります。子供から大人になる過程で前頭葉は徐々に成長し、成長につれて幼稚さがなくなり、思慮深くなっていきます。ところが、人では加齢とともに前頭葉が縮んでくることも分かっています。また、加齢とともに脳内の神経伝達物質の産生量も低下傾向を示し、それらが重なって感情の老化現象と呼べるものが起こるのです。しかも脳全体で見ても、最も先に萎縮傾向が認められるのがこの前頭葉なのです。

では、前頭葉の老化は生理的現象であり、仕方がないと割り切るしかないかというと、それは違います。脳神経科学的な研究では、**前頭葉は刺激によって活性化される**ことも分かっているのです。計算や読書などを行うことだけでも前頭葉の血流量が増加することが報告されています。血流が増えるだけでは前頭葉の老化を防ぐまでには至らないかもしれませんが、少なくとも定期的に一定以上の刺激を与えると前頭葉の活性化を得ることができそうです。その積み重ねが感情の老化を防ぐことにつながるのです。感動が年齢とともに衰えていることを考えあわせると、何か楽しいと思えることに、新しくチャレンジするのがいいでしょう。

最近は年を重ねてからピアノを習い始めたり、大学院に通い始めたりと、ある程度年をとってもやる気さえ見せれば新しいことへチャレンジする機会が開かれています。やる気を起こすためには、子供のころ楽しいと思ってやっていたことを再び始めてみるのも一つの方法です。とりあえず、どんな形でもいいので、"はじめの一歩"を踏み出すことが大切です。楽しいと思えることを探してそれにトライするわけですから、少しのチャレンジ精神さえあれば楽しく始めることができると思います。

いつも前向きに、そしてちょっとしたやる気を出すことが感情の老化を防ぎ、私たちを明るく楽観的に生きることへと導いてくれるのです。

## 楽しいこと、笑いはアンチエイジングの特効薬

誰しも常に楽しく生きていたいと思うのは当然のことでしょう。楽しいことをしたり、楽しいことが控えていたりすると自然と体も元気になってくることは、皆さん、経験済みだと思います。

このメカニズムにはドーパミンという快楽ホルモンが関わっていると考えられています。ハーバード大学での動物を使った研究でも、ドーパミンが出ない状況にすると、それ以前に好んでしていたことを辞めてしまいます。ヒトの場合、実際快楽を感じた瞬間に脳内でドーパミンが増えているかどうかを確認した研究は、残念ながらまだありません。

しかし、うつ病やパーキンソン病など活動が低下する病気で脳内ドーパミンが減少している事実や、逆にハイになって落ち着きなく動く種類の統合失調症という病気の患者さんに対してドーパミン抑制剤を服用させると、その症状が軽減する事実などから考えて、や

はりヒトの場合でも意欲的なこととドーパミンの分泌には相関関係があるのではないかと考えられているのです。

最近、カリフォルニアのロマリンダ大学の研究者らは自分が大笑いしそうだと予感すると、**成長ホルモンや、快感をもたらすβ-エンドルフィンというアンチエイジング・ホルモンの分泌が高まる**ことを発見しました。

この研究の内容ですが、16人の男女を2グループに分け、一方にはコメディー映画のビデオを見てもらい、もう一方には自由に雑誌を読んでもらうこととしました。すると、ビデオが始まる直前に映画のグループの血液を採取した結果、自由に雑誌を読むグループの1.3倍のβ-エンドルフィン、1.9倍の成長ホルモンが含まれていることが分かりました。この場合研究対象が限られ、数も少ないですが、**少なくとも楽しいことを考えるだけで、アンチエイジング・ホルモンの分泌が高まる証明**になっています。

また、ウェスタン・ニューイングランド大学での研究によると、楽しい映画を観た学生の唾液中では、免疫グロブリンAという免疫物質の濃度が有意に上昇していることが分かりました。笑いが免疫をも活性化するということの一つの証明です。

さらに、ニューヨーク大学のシャロット博士らは、楽観主義の人々の考えが脳内でどの

ように生み出されるかということを機能的核磁気共鳴画像法にて解析する方法です。この方法は脳内の各部分の動きを、血流の動きを追いかけることにより解析する方法です。その結果、楽観的な将来像を想像すると、脳内の扁桃体と吻側腹側帯状束皮質というところで働きが活性化されることが判明しました。逆に、将来を悲観することを想像させると、この部位の働きの活性が弱まることも分かりました。扁桃体からはドーパミンが分泌されることも分かっているので、**やはり楽しいことや楽観的なことを考えることが快楽ホルモンの増加と免疫活性化につながり、脳から体に、元気になろうという指令が出されることになる**のでしょう。

少し難しい医学的トピックスになりましたが、難しいことはさておき、いつも楽しく、明るく楽観的にいることは、快楽ホルモンやアンチエイジング・ホルモンを作り出すことにつながり、体にとっても非常に良いことが何となくお分かりになられたかと思います。

多少のことはくよくよせず、楽しく、そして明るく楽観的に、そして常に笑いを忘れないことが、若さを保つ秘訣のようです。

202

## 耳・鼻・肌の刺激で超リラックス

ストレスに負けず、若さを保つ明るく楽しい生活を送るためのアイデアは結構身の回りにあるものです。たとえば音楽なんていかがでしょう？

音楽は誰にでも受け入れられ、かつ普段の生活にうまく取り入れれば、精神的にも体にもとても良い効果があります。

実際、職業別の寿命を比較すると、**音楽家は寿命が長い傾向にあるようです。それは五感の一つである聴覚を芸術的に刺激することで、体と精神のバランスが整うためと考えられます。**好きな音楽を聴いていると誰でも心が軽やかに、楽しくなるでしょう。その時点でストレスは発散され、既に精神は良い方向に向かっているのです。私も大好きな音楽を聴いたり作曲したりする中で、素晴らしい医学的研究がひらめいた経験が何度もあります。

一方、五感の一つである嗅覚もヒトにとってはとても重要で、上手く利用すれば精神的な安定をもたらすことができます。嗅覚は人間の神経でも最も根源的な神経なので、適切に刺激すると、とても良い効果が速やかに脳に伝わります。香りの分子は鼻腔に入ると嗅

覚上皮と接触して嗅神経にて信号が大脳皮質に伝達されます。この刺激は大脳中心部の大脳辺縁系と呼ばれるヒトの本能的感情をつかさどる領域に作用するのです。

嗅覚を通して、良い香りと感じられる刺激が入ってくると、この経路を介して副交感神経が優位になり、とても良いリラックス効果となります。さらに交感神経を抑制し、ストレスホルモンも抑えるのです。

嗅覚を上手に刺激して、全身をリラックスさせる方法がアロマセラピーです。アロマセラピーは植物から抽出される揮発性芳香エッセンスを利用して行います。エッセンスはいろいろあり、全部で200種類もあるといわれていますが、好みに合うもの、体質に合うものを選別して、上手に使いましょう。

たとえば、ラベンダーには神経を穏やかにする作用があり、不眠傾向の時や、肩こり、頭痛がある時などに有用です。ペパーミントは気分をクリーンにするため、二日酔いや眠気覚ましに用いられます。ユーカリは意識をクリアにさせ、筋肉痛を抑える作用があります。

このように、数多くあるエッセンスは、それぞれ独特の素晴らしい効果があります。

柑橘系は気分が優れない時に、気持ちを明るくする作用があります。

その日の自分の体調や気分に応じて、最適なエッセンスを用いてアロマセラピーを行うの

も、たまには触れておきたいのがマッサージです。マッサージはヒトの五感のうち触覚を利用するもので、さらにリンパの流れも良くする作用があります。マッサージを正しくやるには熟練が必要なので、本格的にやるにはエステなどを利用することをお勧めしますが、基本はリンパの流れに沿ってマッサージを施し、リンパの流れをよくすることです。

また、最近では超音波マッサージ機なども入手しやすくなっています。これは超音波振動を肌に伝えて、皮膚表面と真皮細胞に刺激を与え、細胞レベルでマッサージするものです。超音波によって血液やリンパの循環が促進され、肌内部の新陳代謝を高めることができます。そうすると、細胞内の余分な老廃物を取り除く作用があり、リラックス効果とともに美肌効果も期待できるかもしれません。

音楽、アロマ、マッサージ。ストレスがかなり溜まっているなと感じた時は、これらを組み合わせて行ってみるのも手です。良い音楽を聴きながら、心地良い香りに包まれ、マッサージを受ける…。考えただけでリラックスできそうですよね。

腹式呼吸でリラクゼーション

精神的ストレスは、自律神経のコントロールとも深く関わっています。

自律神経は全身の内臓、血管、内分泌腺などの働きを支配し、体内環境を整える作用をしている神経です。知覚、運動神経とは異なり、私たちの意思とは無関係に働いているため、自律神経により支配されている内臓、血管、内分泌腺を私たちの意思で自由に動かすことはできません。逆に、無意識に食べたものを消化したり、呼吸をしたり、体温調節をしたりできるのは自律神経が意識を介さず常に働いているからです。

自律神経は交感神経と副交感神経から構成されており、この二つの神経は一つの対象器官に対して、お互い相反する作用をします。例えば、交感神経が優位になると心拍を増加させ、血管を収縮させ、体は興奮状態になります。副交感神経が優位になると心拍は低下し、血管も拡張して体はリラックス状態になります。

これらの自律神経の機能全体をコントロールしているのは、脳内の間脳にある視床下部という部分なのですが、本来の健康な状態とは、全身でこの二つの神経がバランス良く保たれている状態なのです。

ところで、呼吸に限っていうと、普段は自律神経に支配されて無意識のうちに働いてい

ますが、意識的にもコントロールが可能なのです。

これを上手に利用して行うのが腹式呼吸です。腹式呼吸とは一般的には胸部をできるだけ動かさずに行う呼吸のことをいいます。肺の入っている胸腔は肋骨とそれを支え動かす筋群、横隔膜でできています。普段息を吸うには肋骨を開き広げますが、そうせずに横隔膜を収縮させて下げるのです。横隔膜を大きく動かすとお腹が前方へ突き出ますが、これが腹筋をはじめとする全身の筋肉の弛緩を促すことにつながり、同時に内臓への刺激にもなるため、リラックス効果、血圧抑制効果、脳活性化効果などがあると考えられます。ヨガもこの腹式呼吸を上手く取り入れた健康法の一つです。腹式呼吸の良い点は、自律神経のバランスを整え、交感神経を抑制し、副交感神経を優位にすることです。最近ストレスを感じているな、と思われている方は、1日数回数分ずつ、腹式呼吸の時間を取り入れてみることをお勧めします。

ここでハーバード大学医学部が開発した、**日常生活でとても簡単にできる、腹式呼吸を使ったリラクゼーションプログラムによる方法**をご紹介します。

バージョン1

① 楽な姿勢で座る
② 胸やお腹の動きに意識を向け、ゆっくり、深く呼吸する
③ お腹を数センチふくらます感じで息を吸い込み、それを妨げない程度におへその上に軽く手をそえる
④ 息を吐いた時に、お腹が数センチへこむことに意識を向け、同時に胸が上がることにも意識を向ける

バージョン2
① 胸式呼吸から深い腹式呼吸に変える
② 10から0へ、一呼吸ごとにカウントダウンしていく
③ 0まで数え終わるうちにリラックスしているはずだが、してない場合はもう一度繰り返す

バージョン3
① 胸式呼吸から深い腹式呼吸に変える

② 1から4まで数えながら、息をゆっくり吸う
③ 4から1まで数えながら、息をゆっくり吐く。これを数回繰り返す

バージョン4
① 胸式呼吸から深い腹式呼吸に変える
② 今度はそれぞれの方法で呼吸し、それぞれの呼吸ごとに、2、3秒ずつ呼吸を止める
③ これを数回繰り返す

これらの腹式呼吸を取り入れた呼吸方法はとても簡単ですが、ちょっとした空き時間や、ストレスを過剰に感じた時に実践すれば、素晴らしいリラックス効果を得られることと思います。あなたに合った時間帯に実践して、ぜひリラックスしてください。

## "明るく楽観的に生きること が大切" の科学的根拠

【ハーバードの研究現場から㉔】

現在、ハーバード大学で行っている私の研究の一つに、虚血―再灌流という現象の研究があり

ます。これはどのような現象かというと、何らかの原因により、ある血管が収縮し、その血管に流れるべき血液が正常に流れなくなり、その先の細胞に血液が届かなくなる（虚血）状態の後、再び血流が開放されて、その先の細胞に血液が届くようになる（再灌流）、という現象です。

私が現在行っている研究は、虚血性心疾患や急性腎不全などの疾病において、血管が収縮・開放され、虚血―再還流という現象が起こる状態を想定し、それによってどのような病態が起こるか、ということを探るものです。でこで分かってきたことは、このような状態では非常に多くのフリーラジカルが産生されてしまうということなのです。フリーラジカルについては何回も触れましたが、私たちの体、細胞を傷つけ、老化を進めてしまう、若さの大敵です。

本章で詳述してきた精神的なストレスは、まさにこの虚血―再灌流の現象を全身的なレベルで起こしうることになるのです。過剰なストレスが私たちにふりかかると、脳内でストレスホルモン（コルチゾールなど）が分泌され、また、全身の自律神経の働きが低下してしまいます。これは体のいろいろな部分で血管を一時的に締め付け、虚血―再灌流の現象を起こしてしまうことになります。よく見られるのは、過剰なストレスによって、胃の粘膜の血管で虚血―再灌流現象が起こり、胃がキリキリ痛む症状です。これは、多くの方が緊張を強いられた時などに経験されたことがある症状かと思われますが、そのメカニズムはストレスを原因とした虚血―再灌流現象の

210

結果と言えます。ひどい場合は、これが胃炎や胃潰瘍につながることもあり、とても恐い状態といえます。

私のハーバードの研究室では、私たちの体の全身の細胞表面に存在するGタンパクと呼ばれる、多くの薬が作用するスイッチの様なタンパク質と、この虚血―再灌流との間の関係に関する研究も着々と進めており、とても興味深い結果を得つつあります。

このような虚血―再灌流に伴う体に良くない現象が、近い将来、投薬でコントロールできる時代もやってくるかもしれません。しかし、現段階ではストレスと上手に付き合い、できればストレス・フリーな生活を送ることが最も良い対処法といえます。まさに、明るく楽観的に生きることが、若さと健康を保つことになるわけです。

私の専門は内科ですが、最近では混とんとした社会情勢を背景に、精神的なことが原因になっていると考えられる患者さんが増えています。そのような場合でも、精神論のみならず、科学的な根拠まで丁寧に説明すると、次第に心の持ち方の重要性を理解され、結果的に精神的に楽になれるようになった、と喜ばれることが多くありました。

最先端医学では、精神的な面での症状や現象についても科学的な説明や対処法が考案されるようになってきています。まだ実際に日常生活に応用するには時間を要する研究テーマも多くあり

ますが、日常の中で実践できる方法もあります。

## タラソテラピーの効用

### 【ハーバードの研究現場から㉕】

フランスをはじめ、ヨーロッパでは昔からタラソテラピーという一種の治療法があります。これは、海辺の気候や海水、海藻などを用いて心身の機能を高めていくという療法のことです。タラソテラピーの基本は、海水を利用した入浴療法です。

海水入浴が体に良い一番の理由は、海水が豊富なミネラル、ビタミン、酵素を含むからです。特に海水にはナトリウム、カルシウム、マグネシウムなどの代表的なミネラルのほか、微量元素まで含めると、92種類ものミネラル成分が混在していると考えられています。また、海水入浴によって、これらの成分が皮膚から浸透し、血液の循環を改善し、体内の代謝や免疫力を活性化するなど、様々な効果があることが確認されています。

海水の成分は人間の体液や、妊婦の羊水に近いため、人にとってはとても自然なものと考えられるのです。海に入ることには抵抗がある人は、海岸でのんびりしたり、海岸を歩いたりするだけでも、目には見えない海水微粒子のシャワーを浴びることができ、海の恩恵を受けることがで

きます。

　タラソテラピーと聞くと、美容エステなどでの海藻などを用いたトリートメントの印象が強いと思いますが、本場ヨーロッパでは、生活習慣病の予防、運動選手の調整、怪我後のリハビリ、アレルギーの治療、リラクゼーションなど、タラソテラピーが幅広く活用され、その効果が確認されています。うまく海水の特徴を取り入れれば、若さを保つと言う意味では身近な海を上手に利用しない手はありません。特に日本は海に囲まれた国なので、身近な海を上手に利用しない手はありません。

　私たちの体内でビタミンDを増やすのに最善な方法は日光浴なのです。ビタミンDはカルシウムが骨になるのを助ける働きをします。逆にビタミンDが不足すると、余ってしまったカルシウムが血管や関節に蓄積し、動脈硬化や関節痛に結びつくこともあります。また、ビタミンDの不足は糖尿病や自己免疫疾患のリスクを高めるという研究結果もあります。

　このように、私たちの体内でとても大切な役割を果たすビタミンDですが、食事から摂ることは比較的難しいと言えます。したがって、上手に私たちの体本来の力を生かして、日光浴によって体内で産生するのが理想的といえます。必要量のビタミンDを作るには20分くらい太陽に当たれば十分と考えられます。顔などの日焼けが気になるところは紫外線カットの日焼け止めを塗り、

短時間でも海水浴をする時間を取り入れ、海水と日光という自然の恵みを十分に受け、若さを保ちましょう。

## 携帯電話は老化を進める?

### 【ハーバードの研究現場から⑳】

　すっかり日常生活に定着した携帯電話ですが、実は老化を進めてしまう可能性が高いことをご存知でしょうか。携帯電話と老化の関係と言われてもピンと来ないかと思いますが、問題は携帯電話から出ている電磁波にあるのです。

　これまで世界中の研究で、強力な電磁波に発がん作用や、ホルモンバランスを崩す作用があることが確認されています。携帯電話の場合、こうした研究で確認された電磁波に比べるとずっと弱い電磁波が用いられているため、それが具体的にどのような影響を私たちの体に及ぼすか、ということまではまだはっきりしたデータがありません。

　ただし、ヨーロッパなどで行われている研究では徐々に携帯電話の電磁波が遺伝子のDNAを傷つけるというデータが出つつあります。アメリカアンチエイジング医学会でも携帯電話の電磁波が遺伝子や細胞レベルで影響する可能性があるという見解を示しています。

遺伝子の損傷も細胞の損傷も、ともに若さを保つと言う意味では良くないことです。
どうやらこれまでの研究によると携帯電話の発する電磁波自体が急激に私たちの体に大きな影響を及ぼすということではないかもしれませんが、毎日使うものだけに、小さな害の蓄積がいつの日か大きな害となって、何らかの症状として現れる可能性もなくはないと考えられます。
すぐに携帯電話の使用をやめることは不可能と思いますが、このように携帯の電磁波が体に悪影響を及ぼしうるということは常に頭の隅に置いておいた方が良いでしょう。また、研究は徐々に進んでいるので、近い将来にもっと具体的な提言ができるかもしれません。
新しい研究結果をもとに、私たちの体により害の少ないと考えられる、もっと弱い電磁波の携帯電話の開発が待たれるところです。
ちなみに、ＰＨＳはとても弱い電磁波を使用しているため、病院内などでも使用が認められています。現段階では最も体に優しい携帯電話といえるかもしれません。

## 第七章 サプリメントで若さを保つ

## サプリメントとの付き合い方

いよいよ最後の章になりました。本章では今までに示したさまざまな若さを保つ方法の効果を強力にサポートしうるサプリメントについて触れておきましょう。

最近はいたるところで、多種多様のサプリメントが売られており、それぞれのものが独自の特徴を謳っているため、果たしてどれを信じていいものか分からなくなります。しかも効果や成分は目に見えて分かるものではないので、なおさらでしょう。なかには粗悪品も含まれていたりするので、余計厄介です。ここでは科学的なエビデンスをもとにした上手なサプリメントの選び方、摂り方をご紹介しましょう。

サプリメントはサプリとも呼ばれ、もともと食事を補うものという意味ですが、最近は不足しがちなビタミン、ミネラル、アミノ酸などの栄養補給の補助や、ハーブなどの成分による効能や効果を期待する食品として捉えられています。

つまり、サプリメントはあくまで補助的な食品であり、サプリメントのみを摂取していても、カロリーなど、根本的に体の維持に必要な栄養素は補給できません。しかし、逆に

218

考えると、カロリーを気にせずに、必要ながら不足している成分を補える便利な食品とも言えるわけです。

アメリカはサプリメント先進国ですが、それには理由があるのです。アメリカでは医療保険制度が日本と根本的に異なり、国民皆保険制度というものがありません。よって、国民は各自で民間の医療保険に加入します。その医療保険費用というものは非常に高額なのですが、病気になると、それなりの医療費を請求される上に、保険の掛け金の上昇という仕打ちも待っています。このため、うっかり病気になることはできず、普段から国民の健康維持への関心がとても高いのです。これが健康維持・疾病予防に用いられるサプリメントが幅広く普及している理由の一つです。少子化の上に平均寿命が延びて、医療経済自体が破たんしそうな勢いの現代日本では、まさに病気を予防するという姿勢がとても重要となってくるでしょう。

日本でも最近はサプリブームで、4割程度の人がサプリを摂った経験があるという統計もあります。また、サプリメントが現代社会において重要な意味を占める理由として、野菜に含まれる栄養分の低下や、日常生活におけるストレスの増加も考えられます。

**近年では化学肥料使用などの原因を背景として土地がやせてしまい、野菜に含有される**

ビタミンなどの重要な栄養素が50年前の半分以下に減少しているとも言われています。この栄養素も目に見えないので判断が難しいところですが、このような事実があることをよく知った上で、やはり自分で補うように心がける必要があるといえます。これからの時代はサプリメントの利用を避けて通れない状況となりつつあるようです。

そこで、有効にサプリメントを摂って、若さを保つ法則を、ご紹介していきます。

健康と若さを保つサプリ5つの法則

①ビタミンCの大量投与は、がん治療から美容まで幅広く応用
②3ステップで、徐々に自分に最適なサプリを調節
③しっかりした判断基準で最適サプリを選ぶ
④抗酸化作用のあるサプリを上手に活用
⑤シーン別にサプリをチョイス

ビタミンCの大量投与は、がん治療から美容まで幅広く応用

最近ではビタミンCの大量投与が、がん治療から美容まで幅広く応用できる可能性を示す研究、実践が行われており、その結果が期待されるところです。私の推奨する基本的スタンスは、ビタミン、ミネラル類はできるだけ食事から、バランス良く摂るということです。しかし、日常診療現場で患者さんのお話を聞くと、あまりに多忙のため必要十分な食事が摂れていない方や、野菜不足など、食事内容のバランスが大幅に崩れてしまうことで体調を崩しかけている方も少なからずいらっしゃいます。もちろん、そういう方に対しては食事を中心とした生活の見直し・指導を徹底的に行いますが、そういう中で、サプリメントの力を借りることもあるのです。

3ステップで、徐々に自分に最適なサプリを調節

通常は3ステップに分けてサプリメント処方を行っていきます。

ステップ1として、ビタミンからミネラルまでを網羅した、マルチビタミン・ミネラル剤を1、2か月服用して基礎を作っていただき、

ステップ2は、その方の全身状態を個別に把握して、シーン別にサプリメントを1か月

ほど摂っていただきます。

ステップ3は、体調や検査データをもとに、シーン別サプリメントの効果の見直しを行い、中長期的なサプリメントメニューを決定していくのです。

シーン別のサプリメントの効果については、後述します。

しっかりした判断基準で最適サプリを選ぶ

最近、サプリメントは気軽に個人で入手可能なので、いかに質の良いサプリメントを選ぶかというポイントもお伝えするようにしています。

つまり、ただ漫然とサプリメントを飲み続けるのではなく、いかに質の良いサプリメントを選ぶことが大切です。ただし、初めにも述べました通り、日本では薬事法の関係上、サプリメント自体に効能を表示できない状況にあり、実際のところ何を基準にサプリメントを選べばいいかがわかりにくい環境となっています。

結局のところ、サプリメントを選ぶ際のポイントは、十分な判断材料を考慮した上で、

自分が信用できるものに決めていくということになりますが、目安としては以下の通りです。

① 必要な栄養素の含有量が十分である
② 原材料が天然由来の成分の方が好ましい
③ 成分が明示されてあり、不必要な成分が入っていない
④ 適切に加工されている
⑤ 基本的に副作用がない
⑥ 製造販売会社の情報開示姿勢がしっかりしている

これらの情報をもとに沢山あるサプリメントを見てみると、意外に絞れてくるものです。

## サプリ依存の落とし穴
【ハーバードの研究現場から㉗】

最近はサプリメントブームで、いろいろな種類のマルチビタミン・サプリメントや栄養ドリン

クが売られています。それらを飲んでいれば、果物や野菜を摂らなくても大丈夫と思っている方もいらっしゃるでしょう。毎日をとても忙しく過ごされている方の中には、仕方なくサプリメントや栄養ドリンクで済ませているという方もいるのではないでしょうか。ところが、果物や野菜を食べずに若さを保ち、健康でいることは不可能なのです。

その理由は、果物や野菜にはサプリメントや栄養ドリンクだけでは補給できない様々な有効成分が含まれているということです。特に、ポリフェノールやカロチノイドなどのファイトケミカル（植物化学物質）は、果物や野菜から効率的にバランス良く摂取することができますが、サプリメントから効率的に摂取することは困難です。

ファイトケミカルとは主に果物や野菜の色鮮やかな色素や辛味・苦味成分に含まれる抗酸化物質のことで、もともと植物が紫外線や虫などの害から自らを守るために作り出した物質なのです。それらは私たちの人間の体に取り込まれた後も、若さを保つためにとても重要な役割を果たします。このほか、果物や野菜に含まれる酵素も健康な体の維持には不可欠ですが、サプリメントでは摂りにくい成分といえます。

さらに、果物や野菜には豊富なビタミンやミネラルが含まれています。これらの物質はサプリメントで単剤の形で摂るより、食事の中で果物や野菜から摂取した方が断然効率的に吸収され、

効果を発揮するのです。

最も重要なことは、ビタミンはミネラルが一緒になければ何もできないということです。もしあるビタミンを単剤でサプリメントによって摂ったとしても、ミネラルを一緒に補わないと何の効果もないまま排泄されてしまいます。

最後に最も基本的かつしっかり認識しておいていただきたいことは、ビタミン自体にはカロリーがなく、また、私たちの体を構成する要素には全くなりえないということです。つまり、ビタミン類だけをサプリメントで摂っていても、きちんとした食事をしてなければ、せっかくのビタミンが効果を発揮できる場面がありません。ビタミンは私たちの体の中の酵素系の構成要素であり、代謝を活発にする作用を有します。このため、ビタミンはタンパク質や他の栄養素があってはじめて、その効果を発揮することができるのです。

抗酸化作用のあるサプリを上手に活用

さて、サプリメントとして、いったい何を優先するべきかと考えた場合、健康と若さを保つという観点からすると、老化原因として重要なフリーラジカルを除去するものを摂る

225　第七章　サプリメントで若さを保つ

ことが大切となります。というわけで、第一にサプリメントで補うべきなのは抗酸化作用のある成分を含むものと考えます。また、サプリメントにはいろいろな種類がありますが、単一の成分のものも多く、その一種類だけ服用しても威力が不十分なことがよくあります。

そもそも、栄養成分はお互いに助け合って吸収されたり、作用を発揮できたりするものが多いので、いくつかのサプリメントをバランスよく摂取するというスタンスも大切です。

普段の食事で十分緑黄色野菜や果物を摂取できていればそれが最高なのですが、そうでない方も多いことでしょう。逆にいうと、だからこそサプリメントを組み合わせるのです。最近は重要なビタミン・ミネラル類が数種類入ったマルチサプリも商品化されているので、それを基本に選ぶ方法もあります。それぞれのサプリメントの長所を引き出せる形で、いくつかのサプリメントを摂っている方も多いことでしょう。

また、効果が臨床試験や疫学調査などで実証されているものほど、信用を置くことができます。動植物由来のサプリメントなどで、効果はあってもどれが有効成分か分かっていないものや、成分にバラツキがあるものが多く見られます。そのようなものは科学的には確信を持ってお勧めすることはできないので、宣伝文句を全面的に信用するのではなく、製品内容や信頼のおけそうな口コミなどを総合的によく吟味してから取り入れるべきで

す。マルチビタミンなどでは、種類は豊富に含まれていても、それぞれの含有量が少量すぎて、効果に疑問が残るものもあるので、何が含まれているかだけではなく、どれくらい含まれているのか、ということにも注意を払う必要があります。

## アメリカ・サプリメント事情

【ハーバードの研究現場から㉘】

アメリカはサプリメント大国と言われるほど、サプリメントが充実しています。街の中にもサプリメントの専門ショップがいくつもあり、日本では売られていない様々なサプリメントが身近に入手できる状況となっています。それらはアメリカでの厳しい認可基準を通過したものですが、日本では認可に至ってないものも多くあります。また、日本ではサプリメントの効能や効果を表示することができませんが、アメリカの場合、科学的根拠の裏付けがあれば、それらを表示することも可能な状況となっています。このように、アメリカのサプリメントに対する考え方は積極的であり、日米の考え方には、大きな差があるといえます。ただし、いったんアメリカの基準をクリアしたサプリメントでも、後に見直され淘汰されるものや、アカデミックな視点から言うと、疑問の残るものも少なからずあります。汎用されているビタミン類でさえ、人体の中で動態を正

確に検証することは、医学的にはなかなか難しい部分もあるのです。

そのような中で、ハーバード大学の研究グループが1993年にビタミンEのサプリメントで興味深い研究結果を報告しました。それは、13万人近い男女を6年間も追跡した調査結果です。その結果によると、女性の群において、ビタミンEを1日100IU以上、かつ2年以上にわたって摂っていた群では、このビタミンEを摂っていなかった群と比較して、心疾患への罹患率が43％も低下していたのです。ビタミン類の実際の臨床現場での効果についてきちんと追跡したデータはなかなかありませんが、これはビタミンの人体への効果を実証した興味深いデータと言えます。

## シーン別にサプリメントをチョイス

人は皆、体格も職業も食生活も、そして置かれた環境なども異なるため、当然補うべき理想的サプリメントも全く同じものにはなりません。ただし、普段どのような生活をしていて、何を主にするかによって、その時のシーンに応じてお勧めできるサプリメントはある程度絞ることができます。

ここではよくありそうなシーン別に、お勧めのサプリメントを紹介します。自分に当て

はまりそうなシーンをみつけて、トライしてみましょう。ちなみに、ここに挙げたシーンが重複している場合は、メーンのシーンを決めて、そこに不足しているサプリメント成分を補う感じで服用することにしてください。

ここでの**摂取目安量は、米国の基準に従って、60kgの体重の方を基準にして理想的な処方を提案したもの**です（服用方法についても、その理想的な処方をもとに記しました）。

これらはサプリメントの健康効果を期待した薬理学的摂取量の目安であり、厚労省の提示する量とは異なっています。妊娠中、授乳中、過敏症のある方、不明な点がある方などは専門の医師の指示に従ってください。また、ほとんどのミネラル類には過剰症があり、ビタミンにも過剰症があるものが存在しますので、これらの目安摂取量を守るようにしてください。また、普段何らかの薬を常用されている方や、より自分に合ったサプリメントをお探しの方は、専門のドクターに直接相談されることをお勧めします。さらに、実際服用してみて、予想外の症状などが出現した場合は、すぐ服用をやめ、医師に相談してください。

また、個人で市販のものを利用する場合、ビタミンB系やミネラル類などは個別に分けて入手しようとするとかなり細分化されてしまい、現状の日本では入手が難しいものもあ

ります。よって、そのような場合は、**主要な成分が標準必要量含有されているマルチビタミン・ミネラルを利用すると便利**です。その際の服用方法については、シーン別にさらにポイントを絞りこんで服用例として記載しました。

サプリメントはあくまで補助なので、基本は可能な限りバランスの良い食事を3食規則正しく摂り、きちんと睡眠をとり、運動をする生活習慣を心がけるようにしてください。

以下、シーンごとのサプリの摂取についてご紹介いたします。

### シーン1／運動をよくする時

運動をする場合、体にはいろいろな意味で多くの栄養素が必要になってきます。運動の質・量にもよりますが、まず基本となるのはエネルギー補給です。**激しい運動をする人は、エネルギー補給のためにタンパク質と複合炭水化物を多めに摂りましょう**。タンパク質は筋肉の材料になり、複合炭水化物は持続的な運動に対してエネルギーを供給してくれます。

また、分岐鎖アミノ酸も筋肉の増強に有効です。さらに忘れてはならないことは、十分すぎるくらいに抗酸化作用のあるサプリメントの補給をすることです。激しい運動は全身の筋肉でフリーラジカルを多く発生させます。これらを放置すると確実に全身の細胞を傷

つけ、老化を早めてしまいます。そうすると運動によって一時的に体力は増強しますが、長期的な目で見ると体には良くないことをしていることになってしまいます。十分な抗酸化サプリメントを補って、長い目で見た体のダメージも防ぎましょう。これらを考慮に入れた場合のお勧めのサプリメントは以下のようになります。

ビタミンA 5000IU、β－カロテン 10mg、ビタミンE 400mg、ビタミンC 300mg、ビタミンB1 30mg、ビタミンB2 30mg、ビタミンB6 30mg、ビタミンB12 10μg、ナイアシン 40mg、葉酸 300μg、カルシウム 800mg、マグネシウム 280mg、亜鉛 15mg、クロム 100μg、セレン 100μg、一水化クレアチン 5000mg、分子鎖アミノ酸 600mg、メチルサルフォニルメタン 2000mg

服用方法

これらは1日量です。ビタミンC以外は午前と午後に分けて、半量ずつ摂ってください。

服用例

ビタミンCは5、6時間おきに4回に分けて摂ることをお勧めします。

βーカロテンを含むマルチビタミン、ビタミンEを1日2回、一水化クレアチンを1日1回水などに溶かして服用、分子鎖アミノ酸を運動の30分前に服用、MSMパウダーを運動前後に水に溶かして服用。

シーン2／徹夜覚悟の残業になりそうな時

先にも説明した通り、睡眠は私たちの体にとって何より重要です。それは分かっていてもどうしても徹夜で仕事をしなくてはならない時という日もあるでしょう。**睡眠が不十分になると寝ているうちに分泌されるべきアンチエイジング・ホルモン量が大きく低下します**。また、そのような状況が数日続くと、サーカディアンリズムと内因性リズムが解離してしまい、ホルモンバランスが崩れます。そうなると、元に戻るまでに数週間かかることもあります。さらに、眠れないストレスによって、全身でフリーラジカル産生が大幅に増加するものと考えられます。そのような時はぜひ、抗酸化作用を有するものを中心にサプリメントを摂って、体の受けるダメージを最小限に減らしてください。そのような場合にお勧めのサプリメントはこのようになります。

ビタミンA 6000IU、β-カロテン 15 mg、ビタミンD 300 IU、ビタミンE 400 mg、ビタミンC 2000 mg、ビタミンB1 50 mg、ビタミンB6 50 mg、ビタミンB12 10 μg、ナイアシン 40 mg、葉酸 300 μg、カルシウム 1000 mg、マグネシウム 300 mg、亜鉛 15 mg、クロム 100 μg、セレン 100 μg、コエンザイムQ10 90 mg、（＋メラトニン 1 mg）

服用方法

これらは1日量です。ビタミンC以外は午前と午後に分けて、半量ずつ摂ってください。ビタミンCは5、6時間おきに4回に分けて摂ることをお勧めします。また、メラトニン1 mgについては、徹夜翌日夜に就寝リズムを整える目的で、就寝20分前に摂るようにしてください。

服用例

マルチビタミンを1日2回、ビタミンCを1日4回、ビタミンDを夕食時に、コエンザイムQ10を1日1回、カルシウム、マグネシウムは徹夜翌日の就寝1時間ほど前に服用。

シーン3／海外旅行に出かける時

海外旅行といってもどこに行くかで状況は異なりますが、ここでは5時間以上の長時間フライトが必要な海外旅行を想定して考えてみましょう。長時間フライト中は時差、極度の乾燥、圧の変化、騒音など、窮屈な姿勢など、体に尋常ではないストレスがかかります。また、体本来の免疫力も低下傾向を示す可能性もあります。これらのストレスを最小限に食い止め、免疫力を高め、目的地に到着したら思いきり楽しめるようにするためには、サプリメントでの対策が必要と考えます。また、場所によっては時差対策も必要でしょう。**時差ボケもある程度はサプリメントで補うことができます。**そんなシーンの人にお勧めのサプリメントはこんな感じです。

ビタミンA 5000IU、β−カロテン 20mg、ビタミンD 500IU、ビタミンE 400mg、ビタミンC 1000−3000mg、ビタミンB1 30mg、ビタミンB2 30mg、ビタミンB6 30mg、ビタミンB12 30μg、カルシウム 1000mg、マグネシウム 300mg、亜鉛 15mg、クロム 100μg、セレン 100μg、コエンザイムQ10 100mg、機内では意識して水分をこまめに、多く摂ること、（＋メラトニン 1mg）

服用方法

これらは1日量です。ビタミンC以外は午前と午後に分けて、半量ずつ摂ってください。ビタミンCはフライト中に1回1000mgを3時間ごとくらいにこまめに分けて服用しましょう。メラトニンは時差ボケ対策の一つとしてお使いください。

服用例

マルチビタミン、ビタミンEを1日2回、ビタミンCを3時間ごとにこまめに服用、時差のある国では時差ボケ対策にメラトニンを就寝前に1mg服用。時差ボケが強い時はビタミンB12を多めに摂取。

シーン4／失敗をして落ち込んでいる時

何かで失敗して落ち込んでしまうこともたまにはあるものです。そんな時には少なからず精神的なストレスを伴うので、その状態を引きずると、若さを保つという意味でもとても良くありません。**過度の精神的ストレスは、全身で虚血―再灌流の状態を引き起こし、**

フリーラジカルを大量に発生します。そんなシーンに最適なサプリを紹介しますので、ぜひ試してみて、できるだけ早く立ち直ってください。これがあれば大丈夫と思えば、効果はさらに上がると思います。

ビタミンA 5000IU、β-カロテン 10 mg、ビタミンE 200 mg、ビタミンC 1000 mg、ビタミンB1 30 mg、ビタミンB2 30 mg、ビタミンB6 30 mg、ビタミンB12 30 μg、ナイアシン 40 mg、葉酸 500 μg、カルシウム 1000 mg、マグネシウム 300 mg、亜鉛 15 mg、クロム 100 μg、セレン 100 μg、コエンザイムQ10 80 mg、メラトニン 1 mg

服用方法
これらは1日量です、半量ずつ摂ってください。メラトニンについては、どうしてもストレスで眠れそうにないときのみ、就寝前に1 mg摂るようにしてください。

服用例
ビタミンB1・B6を十分含むマルチビタミンを1日2回、ビタミンEを1日2回、ビタ

ミンCを1日3回服用、カルシウム、マグネシウムを就寝1時間前に服用。不眠傾向の時は就寝前にメラトニン1mgを服用。

シーン5／ストレスを感じたり、イライラしたりする時

現代社会はどこもストレスの多くかかる環境になっています。知らず知らずのうちにイライラして身近な人に当たってしまったり、引きこもってしまったりすることもあるでしょう。そんな時には無理にストレスを自分の中で抱え込まないで、はけ口を見つけて発散するのが一番ですが、そうは行かない時はサプリメントがちょっとした手助けになるかもしれません。**サプリメントの中には神経の緊張を取ったり、神経の過敏な反応を抑えたりするものがあります。**ストレスによって生まれるフリーラジカル退治目的のサプリメントを上手に組み合わせて服用すれば、イライラも半減するかもしれません。

ビタミンE 200mg、ビタミンC 2000mg、ビタミンB1 30mg、ビタミンB6 30mg、ビタミンB12 30μg、ナイアシン 40mg、葉酸 500μg、カルシウム 1000mg、マンガン 5mg、マグネシウム 300mg、亜鉛 15mg、コエンザイムQ10 50mg、(＋メラトニ

ン1mg）

服用方法
これらは1日量です。ビタミンC以外は午前と午後に分けて、半量ずつ摂ってください。ビタミンCは5、6時間おきに4回に分けて摂ることをお勧めします。

服用例
ビタミンCを1日3回、ビタミンEを1日2回服用、カルシウム、マグネシウムを就寝1時間前に服用。不眠傾向の時は就寝前にメラトニン1mgを服用。

シーン6／パソコンや本で眼が疲れる時
これだけIT化した時代になると、仕事のみならず、休みの日でも家でパソコンを使い、自然と慢性的に眼が疲れてしまっています。そんな中で本を読んだり、テレビを見たり、眼が休まる暇がありません。**眼の疲れは頭痛につながったり、不眠につながったり、いろいろな症状として現れてくるので、放置すると肉体的にも精神的にも良くありません。**も

ちろん、視力の低下や乱視が起きている場合はそれらに対処する必要があります。また、眼に負担をかける習慣を根本的に改善する必要があるかもしれません。

しかし、仕事などで仕方なく状況が改善できない場合も多いことでしょう。そんな時に、眼をいたわるサプリメントが功を奏するかもしれません。そのようなシーンで効くサプリメントはこんな感じです。

β-カロテン 10 mg、ビタミンD 400 IU、ビタミンE 200 mg、ビタミンC 1000 mg、ビタミンB1 30 mg、ビタミンB2 30 mg、ビタミンB6 30 mg、ビタミンB12 30 μg、カルシウム 1000 mg、マグネシウム 300 mg、亜鉛 15 mg、クロム 100 μg、コエンザイムQ10 50 mg、ルテイン 20 mg

服用方法

これらは1日量です。それぞれ半量ずつ分けて、午前と午後に摂ってください。

服用例

マルチビタミンを1日2回、β-カロテン、ルテインを朝食とともに服用。

シーン7／怪我をしてしまった時

日常生活の中では思わぬところで怪我をしてしまうこともあるでしょう。そんな時にどうしていますか。すぐ消毒して抗生剤の軟膏をつけて、絆創膏や包帯を巻いておく、という応急処置をして、ひどい場合は病院に行かれるかと思います。ところが、自分でできることはそれだけではありません。

**サプリメントで自分の体本来の力である自然治癒力を高めることも可能なのです。**そんな時にお勧めのサプリメントはこれになります。

ビタミンC 3000mg、ビタミンE 400IU、ビタミンD 500IU、亜鉛 50mg

服用方法

これらは1日量です。ビタミンC以外は、それぞれ半量ずつ分けて、午前と午後に摂ってください。ビタミンCは4、5時間ごとに500mgずつ摂ることをお勧めします。

服用例

ビタミンCを1日5回程度に分けて服用、ビタミンD、E、亜鉛を1日2回服用。

シーン8／大切な試験や仕事が控えている時

大切な試験や仕事が控えている時は、やるべきことが沢山あり、体に大きなストレスがかかりがちです。しかも、そういう時期だからこそ、風邪などの病気も絶対避けなければなりません。そして、試験勉強や仕事に向かう集中力も要求されます。そんな時にとても助けになるサプリメントのメニューは、自己免疫力を高め、体をストレスから守るものが必要です。それは次の通りです。

服用例

ビタミンE 400mg、ビタミンC 1000mg、ビタミンB1 30mg、ビタミンB6 30mg、ビタミンB12 30μg、亜鉛 20mg、コリン 500mg

服用方法

これらは1日量です。それぞれ半量ずつ分けて午前と午後に摂ってください。

マルチビタミン、ビタミンEを1日2回、ビタミンCを1日3回服用。

シーン9／とにかく野菜不足と感じる時

日ごろ、かなり忙しい日々を過ごしていると、いかに野菜が重要と分かっていても、食事の中に組み込めない時もあるでしょう。そんな時こそ、搾りたての野菜果物ジュースでも飲めればいいのですが、せいぜい市販の野菜ジュースくらいしか摂れないかもしれません。そういう状況の時はぜひ、サプリメントで必要なビタミン、ミネラルを補うようにしてください。

β-カロテン 20 mg、ビタミンE 400 mg、ビタミンC 1000 mg、ビタミンB1 50 mg、ビタミンB2 50 mg、ビタミンB6 50 mg、ビタミンB12 50 μg、ナイアシン 50 mg、葉酸 500 μg、カルシウム 700 mg、マグネシウム 300 mg、亜鉛 20 mg

服用方法
これらは1日量です。それぞれ半量ずつ分けて午前と午後に摂ってください。

服用例

マルチビタミン、ビタミンEを1日2回、ビタミンCを1日3回、β-カロテンを朝食とともに服用。

シーン10／よく眠れない時

いろいろストレスが重なると、眠れない日というのもあるでしょう。また、海外旅行の時などに、どうしても時差が克服できないという方もいらっしゃることでしょう。そんな方のために必要なサプリメントはこのようになります。決まったサプリメントで眠られるという実績を作れば、次回、不眠傾向の時に同じものを服用することによって、精神的に安心でき、眠りやすくなるということもあります。

カルシウム 1000 mg、マグネシウム 300 mg、ビタミンB1 50 mg、ビタミンB6 50 mg、ナイアシン 100 mg
（＋メラトニン 1 mg）

服用方法

これらは1日量です。それぞれ半量ずつ分けて、午前と午後に摂ってください。メラトニンは、そのほかのサプリが無効の時、就寝前に内服してください。

服用例

ビタミンBコンプレックスを1日2回、カルシウム、マグネシウムを就寝1時間前に服用。不眠傾向が強い場合は就寝前にメラトニンを服用。

シーン11／美しくなりたい時

美容というと、化粧品やエステなど、外から美しさを保つことを想像する方が多いかと思いますが、本当の美しさは体の中から出て来るものです。今まで述べてきた睡眠、食生活、生活習慣を守れば、自然と体の中から若返り、美しさが現れてくるはずです。ここでは、そんな時のちょっとしたサポートとしてお勧めの、内からの美しさを引き出すサプリメントを提案してみましょう。

β-カロテン 20mg、ビタミンE 400mg、ビタミンC 3000mg、ビタミンB1 50mg、

ビタミンB2 50mg、ビタミンB6 50mg、ビタミンB12 50μg、ナイアシン 50mg、葉酸 500μg、亜鉛 20mg、マグネシウム 100mg、L－システイン 300mg、ヒアルロン酸 50μg、コラーゲン 5000mg、αリポ酸 200mg、コエンザイムQ10 80mg、レスベラトロール

服用方法

これらは1日量です。それぞれ半量ずつ分けて、午前と午後に摂ってください。

服用例

αリポ酸、コエンザイムQ10、レスベラトロール、L－システインなどを含有した美容系のマルチビタミン、ビタミンEを1日2回、ビタミンCを1日3回、β－カロテンを朝食とともに服用。コラーゲンをヨーグルトや飲み物などに混ぜて1日1回服用。

ご存じですか。 **主要サプリ成分の働き**

ここまで、毎日の生活で考えられる様々なシーン別にお勧めのサプリメントのメニュー

を紹介してきました。あなたの生活の中で該当するシーンはあったでしょうか。特にストレスや気になる状況が全くない方なら、そのままその状況を続けてください。その他、気になることはあっても該当するシーンがなかった方のために、主要なサプリメント成分の働きについて少し触れておきましょう。

私たちの体の中において、フリーラジカルは健康と若さの最大の敵と言える存在です。現代医学的に考えて、若さと健康を保つという意味においてとても良いことだと考えられます。フリーラジカル除去を目的として、抗酸化サプリメントを組み合わせて毎日摂ることは、

もちろん食事の中で抗酸化作用のあるものを取り入れることが基本中の基本です。ちなみに、野菜のビタミンは調理中に損なわれるので、実際体に入る量は、その食品に含まれていると考えられている量の約50％程度になるものと考えるのが妥当でしょう。それを基準に栄養価を考える必要があります。

それでは、これまで挙げたシーン別サプリメントに登場した各サプリメントについて、ここで整理しておきます。どのサプリメントがどんな作用を持つのかを具体的に良く理解してください。これらの情報を参考に、自分なりに応用して適宜、日常生活に取り入れる

ようにすれば、体の健康維持に大きく役立つことでしょう。

【ビタミンA】

作用／視力を保護する、夜盲症などの眼の障害を防ぐ。健康な組織成長を促す。皮膚、粘膜を健康に保つ。毛髪、つめの健康を守る。風邪、感冒や呼吸器系の感染症をはじめ、感染症全般に対して抵抗力を増加させる。潰瘍、甲状腺機能低下に対する治療を助ける。ホルモンバランス、骨の健康を助ける。にきび、シワなどの改善（外用時）

ただし、**ビタミンAはβカロテンの形で摂取することがお勧めです**。それは、β－カロテンは体内で必要な分だけビタミンAに変わるからです。β－カロテンは多すぎても体内で害になりません。ビタミンAの場合、過剰になった時に体にとって害になることがあるので注意が必要です。

1日当たりの摂取量目安／5000-30000IU

【ビタミンB1】

作用／食べ物をエネルギーに変える。神経系、筋肉、心臓を健康に保つ。糖類の分解を助ける。精神状態を良くする。飛行機酔いや船酔いを防止する。

1日当たりの摂取量目安／30－200mg

【ビタミンB2】

作用／脂肪を燃やしエネルギーに変える補酵素として働く。眼の疲労を軽減する。皮膚、つめ、髪の健康維持。

1日当たりの摂取量目安／30－200mg

【ビタミンB6】

作用／タンパク質の代謝を助ける。疲労防止。免疫系、神経系、骨の健康維持。女性ホルモンの安定化。

ほかのビタミンBの欠乏を招かないために、ビタミンB6はビタミンB1およびB2と等量摂る必要があります。

248

1日当たりの摂取量目安／30-200mg

【ビタミンB12】
作用／血液細胞、免疫細胞形成を助ける。神経系の健康維持。
1日当たりの摂取量目安／30-200μg

【ビタミンC】
作用／抗酸化作用。免疫機能向上作用。コラーゲン生成に主要な役割。気管支、肺の保護作用。ストレスの影響の軽減作用。他のビタミンの体内での劣化防止。鉄の吸収を助ける。
1日当たりの摂取量目安／500-4000mg

【ビタミンD】
作用／骨・歯に必要不可欠なカルシウムとリンを体が利用できる形に変える。ビタミンA、Cとともに摂ると風邪予防になる。ビタミンAの吸収を助ける。

1日当たりの摂取量目安／80－700IU

【ビタミンE】
作用／強力な抗酸化作用。脂肪を含む化合物の酸化防止。血管拡張、血液循環を改善し、新陳代謝を高める。ビタミンA・C、セレンの酸化防止。血管拡張、抗凝固作用。ビタミンAの活性増強。

1日当たりの摂取量目安／100－400mg

【β－カロテン】
作用／体内に入って必要な分だけビタミンAに変わり働く。抗酸化作用。免疫機能の維持。発がん予防。皮膚を保護する。

1日当たりの摂取量目安／5－20mg

【ナイアシン（＝ビタミンB3）】
作用／食品をエネルギーに代謝する。総コレステロールを下げる。

1日当たりの摂取量目安／30-200mg

【葉酸】
作用／赤血球、組織細胞生成を助ける。タンパク質の代謝や核酸の合成に関わる。皮膚、歯肉の健康維持。腸管の機能促進。

1日当たりの摂取量目安／300μg-3mg

【カルシウム】
作用／骨、歯の健康維持。精神神経鎮静作用。免疫系維持作用。筋肉の緊張、収縮を助ける。

1日当たりの摂取量目安／600mg-1g

【マグネシウム】
作用／健康な骨を作る補助。免疫系を高める。筋肉の持久力を高め、痙攣を和らげる作用。神経の緊張を防ぐ。

1日当たりの摂取量目安／270-300mg

【マンガン】
作用／抗酸化作用。脳、甲状腺の機能補助。骨、関節の健康維持。コラーゲンの形成補助。
1日当たりの摂取量目安／1－5mg

【クロム】
作用／糖の代謝を助ける。タンパク質の運搬を助ける。
1日当たりの摂取量目安／50－100μg

【セレン】
作用／抗酸化作用。ビタミンEの働きを助け抗酸化作用を増強する。更年期障害緩和。
1日当たりの摂取量目安／100－200μg

【亜鉛】
作用／タンパク質とコラーゲンの合成に必要不可欠。多くの酵素の構成要素になる。生殖器官の発達を助ける。筋肉の収縮を助ける。
1日当たりの摂取量目安／15－50mg

【コリン】
作用／血液脳関門を通り抜け、脳に到達し、脳の記憶を補助する化学物質を作り出す作用。
1日当たりの摂取量目安／500-1000mg

【コエンザイムQ10】
作用／抗酸化作用。細胞のエネルギー産生を助ける補酵素。
1日当たりの摂取量目安／90mg

【リポ酸】
作用／抗酸化作用。水、油のどちらにも溶け、他の抗酸化物質の働きを助ける。
1日当たりの摂取量目安／50-100mg

【レスベラトロール】
作用／老化防止作用。抗酸化作用。抗炎症作用。
1日当たりの摂取量目安／40-100mg

## おわりに

本書は、読者の皆さんの健康と若さを保つために、現代医学がたどり着いた最先端の研究成果を分かりやすく、毎日の生活の中ですぐ使える形で提供することを目標として執筆しました。

健康も若さも、結局は私たち自身のためのものだと思います。私たちを取り囲む世界は、医学をはじめ、日々急速に進歩しつつあります。そのため、現代ではいろいろな健康用品や健康薬品、健康に関する情報が溢れかえっている状況です。しかし、その状況は混とんとしていて、商品も情報も細分化・専門化する一方で、それらを統合して判断することは非常に難しい状況になってきています。実際のところ、本当の意味で私たちの体の健康や若さをトータルで守ってくれるものや情報はかなり限られるのではないでしょうか。

このように混とんとした状況を生んでしまったのは、医学をはじめとした学問分野での進歩が著しく、学問が細分化・専門化されすぎて、学問のための学問になってしまっている側面があるためと思われます。

そもそも学問というものは、物事の真理を探求する基礎科学と、直接的に私たちの生活に役立ちますが、時代を越えた普遍性という点ではやや劣るとされる応用科学に分けられます。医学は応用科学に分類され、実生活ですぐに生かされるべき学問なのですが、著しい進歩に伴う細分化・専門化によって、私たちの日常生活レベルにまで最新の研究成果が伝わりにくい状況となってしまっています。

また、最近の日本では、大学病院をはじめ、病院での診療科が臓器別になってきており、それぞれの分野での専門化が進むあまり、全身をトータルで診た上で判断・アドバイスのできる医師が減ってきていることも同様の問題を生んでいます。

一方で、私たちを取り囲む医療情勢は年々厳しさを増し、医療保険も先行きがとても不透明と言わざるを得ない状況です。アメリカではそもそも国民皆保険という素晴らしい制度自体が存在せず、各個人が高額な医療保険料を支払い、万が一の時に備えています。この医療保険料は非常に高額であり、高収入の人ほど良い医療が受けられ、逆に低収入だとまともな医療も受けられない状況になってしまっているのです。医療の領域でも大きな格差社会の問題が生まれてしまっています。

そんなアメリカに住み、アメリカの良くない状況を日々目の当たりにしていると、何と

しても日本の国民皆保険の制度を守り抜く必要があると痛感するとともに、日本の人々の健康に対する意識をより一層改革する必要があるということを感じるのです。

つまり、自分の体は自分で守るということです。実際、生活習慣病と呼ばれるものの多くは、毎日の生活を見直し、食生活、生活習慣、心の持ち方を改善することによって、予防することができます。しかも、その際に行う生活改善をさらに一歩進めて、体を内面から磨き上げ、心もより一層磨き上げることによって、若さをも保つことができるのです。

本書では自分の体と心を磨き上げ、若さを保つ生活を営むための方法を、すべて最先端の医学研究結果に基づいて解説しました。これらは現代最先端医学に基づいた最新、かつ最善の方法だと思います。

ただし、同じ人は全くいないのと同じで、最適な健康法というものも各個人それぞれで微妙に異なってくるかもしれません。本書ではできるだけ個人差をも網羅する形で、誰にでも実践できる健康術を紹介しましたが、もしまだ調整が必要と考えられた方は、本書の概念をもとに、自分に最適な方法を発展させていっていただきたいと思います。

結局は、自分にとって本当に良いものだけを取捨選択し、良いものだけを継続する、というスタンスが最も重要なことなのです。それを実現にするためには、常に新しいことに

目を向け、新しいことにも心を開き、その中で真に正しいものを見抜く目を養うということが大切です。また、本書では秘かに真に正しい健康法を見抜く考え方をも盛り込んだつもりです。

こうして本書を読まれている間にも、世界ではどんどん新しい研究が進行しており、明日にもまた新しい、あなたにとってより良い研究成果が発表されるかもしれません。ぜひそのような新しい情報についてもどんどん吸収する姿勢で暮らしていただきたいと思います。

本書が皆さんに健康と若さを保つ素晴らしい身体革命をもたらし、さらにこれからの輝かしい将来の正しい指標となればこの上ない幸せです。

最後に、南々社の西元俊典様、角川SSCの松原眞樹社長様、木島編集長、出塚太郎様に心からの感謝を捧げます。

2009年3月

根来　秀行

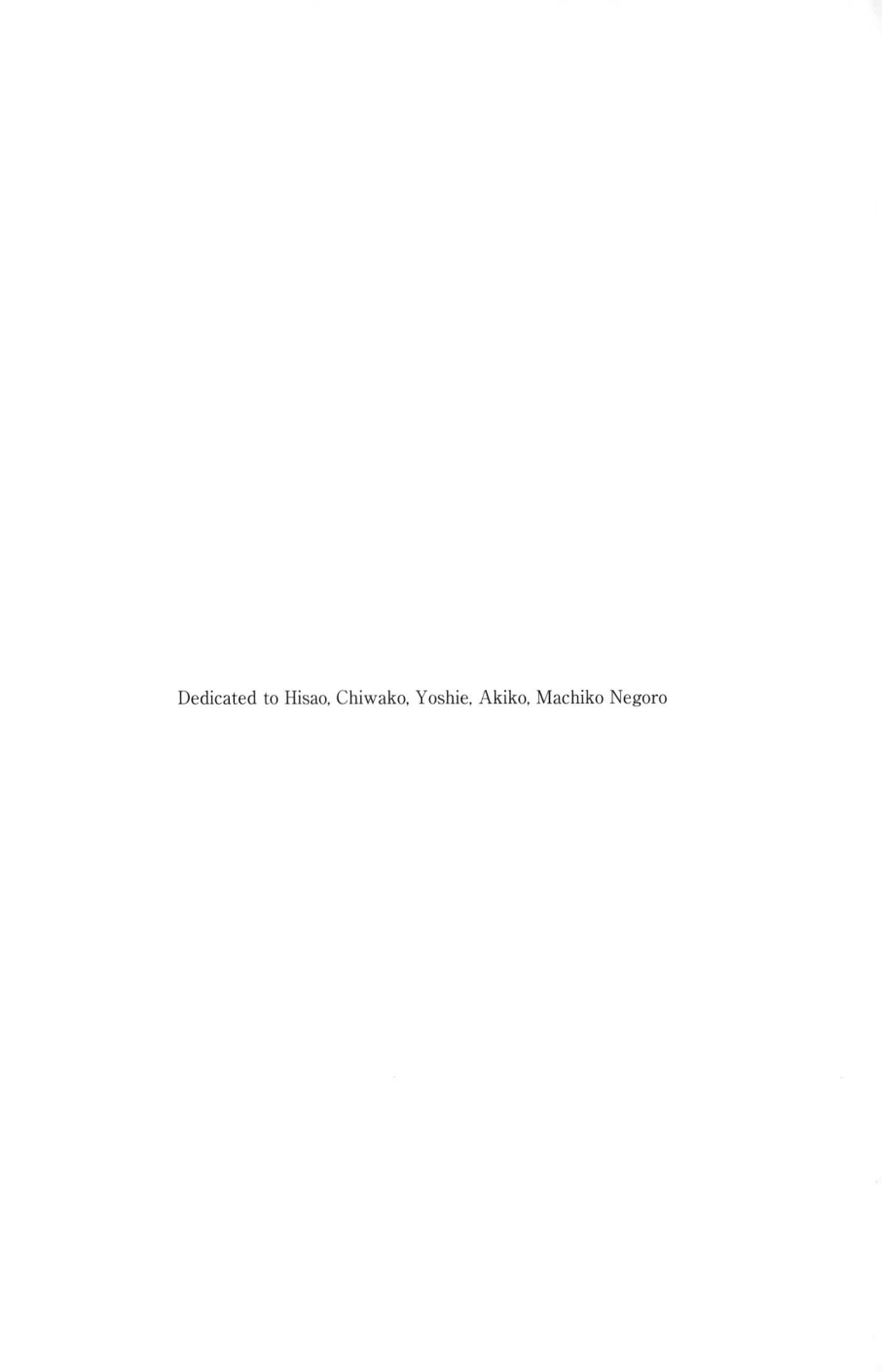

Dedicated to Hisao, Chiwako, Yoshie, Akiko, Machiko Negoro

―――――――――――――――――<参考文献>―――――――――――――――――

1. 『アンチエイジング医学の基礎と臨床』（日本抗加齢医学会編・メジカルビュー社）
2. 『やさしい生理学』（森本武利・南江堂）
3. 『ビタミン・バイブル』（アールミンデル・小学館）
4. 『100歳まで生きる！「不老！」の方法』（坪田一男・宝島社）
5. 『老いない、病気にならない、方法』（白澤卓二・朝日新聞出版）
6. 『100歳まで元気に生きる食べ方』（白澤卓二・三笠書房）
7. 『不老革命』（吉川敏一・朝日新聞社）
8. 『よくわかるアンチエイジング入門』（田中孝・主婦の友社）
9. 『いつまでも若さを保つ生き方』（和田秀樹・PHP研究所）
10. 『快眠の医学』（早石修、井上昌次郎・日本経済新聞出版社）
11. 『サクセスフルエイジングのための3つの自己改革』（川田浩志・保健同人社）
12. 『最新老化の科学がわかる本』（西尾玲士・秀和システム）
13. 『抗加齢医学入門』（米井嘉一・慶応義塾大学出版会）
14. 『いつまでも「老いない脳」をつくる10の生活習慣』（石浦章一・ワック）
15. Endogenous prostaglandin D2 synthesis decreases vascular cell adhesion molecule-1 expression in human umbilical vein endothelial cells. Hideyuki Negoro et al. Life Sciences 2005 Nov 19.,
16. Gα12 Stimulates Apoptosis in Epithelial Cells through JNK1-mediated Bcl-2 Degradation and Up-regulation of IκBα. Hideyuki Negoro, Vijay Yanamadala, Bradley Denker et al. J. Biol. Chem., August 17, 2007.
17. Gα12 regulates protein interactions within the MDCK cell tight junction and inhibits tight-junction assembly. Hideyuki Negoro et al. J Cell Sci. 2008 Mar 15;121(Pt 6):814-24.
    The CR WAY  Paul McGlothin & Meredith Averill Collins
18. PROSTAGLANDIN D2 SYNTHASE- A MULTITUDE OF BIOLOGICAL FUNCTIONS . Hideyuki Negoro et al. Research Signpost
19. Extension of murine life span by overexpression of catalase targeted to mitochondria, Schriner SE et al. Science 2005 Jun 24; 308(5730):1909-11
20. Biomarkers of caloric restriction may predict longevity in humans. Roth GS et al. Science. 2002 Aug 2; 297(5582):811.
21. Increase in activity during calorie restriction requires Sirt 1. Chen D et al. Science. 2005 Dec 9;310(5754):1641.
22. Calorie restriction-the SIR2 connection. Guarente et al. Cell. 2005 123(4):655-657.
23. Cellular senescence in aging primates. Herbig U et al. Science. 2006.311(5765):1257
24. Nutrition and health. Weil A. Explore (NY). 2005 Jan;1(1):65-6.
25. Association analysis between longevity in the Japanese population and polymorphic variants of genes involved in insulin and insulin-lile growth factor 1 signaling pathways. Kojima T et al. Exp Gerontol. 2004 Nov-Dec; 39(11-12):1595-8
26. A prospective study of sleep duration and coronary heart disease in women. Ayas NT et al. Archives of Internal Med. 2003 163 205-209
27. Relationship of changes in physical activity and mortality among older women. Gregg EW et al. JAMA 2003 289 2379-2386
28. Oxidative stress during exercise: implication of antioxidant nutrients. Ji LL et al. Free Radic Biol Med. 1995 Apr; 346(4):195-202
29. The Official Anti-Aging Revolution: Stop the Clock, Time is on Your Side for a Younger, Stronger, Happier You. Ronald Klatz and Robert Goldman. Paperback

## 根来秀行（ねごろ・ひでゆき）

1967年生まれ。東京都出身。ハーバード大学医学部内科教授、ブリュッセル自由大学医学部客員教授、ミラノ大学医学部教授、東京医科歯科大学医学部臨床教授、日本内科学会総合内科専門医、米国抗加齢医学会日本学術顧問、日本抗加齢医学会評議員、産業医、東京海上顧問医、医師、医学博士。東京大学大学院医学系研究科内科学専攻博士課程修了。東京大学医学部第二内科・腎臓内分泌内科・保健センター講師、東京大学大学院新領域創成科学科講師などを経て、2006年よりハーバード大学医学部内科准教授に就任。2008年よりベルギーのブリュッセル自由大学医学部客員教授、2009年4月より東京医科歯科大学医学部臨床教授、ミラノ大学医学部教授も兼任。同年、ハーバード大学医学部教授に昇任、現在に至る。専門は内科学、腎臓病学、循環器病学、代謝内分泌学、抗加齢医学、遺伝子治療、長寿遺伝子、美容内科、プロスタグランジン、G蛋白など多岐にわたる。欧米の大学と共同研究を進め、国際的に最先端の臨床・研究・教育医学分野で活躍中。

## 身体革命

2009年 4月10日 初版発行
2011年10月17日 初版第3刷発行

| | |
|---|---|
| 著　　者 | 根来秀行 |
| 発行者 | 馬庭教二 |
| 発　　行 | 株式会社角川マガジンズ<br>〒105-8455　東京都港区虎ノ門2-2-5 共同通信会館4F<br>編集部　03-5860-9860 |
| 発　　売 | 株式会社角川グループパブリッシング<br>〒102-8177　東京都千代田区富士見2-13-3<br>販売部　03-3238-8521 |
| 装　　幀 | 井上則人デザイン事務所 |
| 本文割付 | 御立ルミ／斎木由紀子 |
| 挿画・図表 | 渡部淳士／アルフォンス |
| 編集協力 | 南々社／伊波達也 |
| 印刷・製本 | 共同印刷株式会社 |

©Hideyuki Negoro 2009, Printed in Japan.
ISBN978-4-8275-3139-8

落丁、乱丁の場合は、お手数ですが角川グループ受注センター読者係までお申し出ください。送料は小社負担にてお取り替えいたします。
角川グループ受注センター読者係
〒354-0041　埼玉県入間郡三芳町藤久保550-1
電話049-259-1100（土、日曜、祝日除く9時〜17時）
本書の無断転載を禁じます。
本書の無断複製（コピー、スキャン、デジタル化等）並びに無断複製物の譲渡及び配信は、著作権法上での例外を除き禁じられています。
本書を代行業者等の第三者に依頼して複製する行為は、たとえ個人や家庭内での利用であっても一切認められておりません。